中国百年百名中医临床家丛书

周筱斋

主编　周仲瑛　周　珉

协编　顾学兰　郑新梅　杨智军

全国百佳图书出版单位
中国中医药出版社
·北　京·

图书在版编目（CIP）数据

周筱斋/周仲瑛，周珉主编. -- 北京：中国中医药出版社，2003.3（2025.8 重印）
（中国百年百名中医临床家丛书）
ISBN 978-7-80156-367-5

Ⅰ. ①周… Ⅱ. ①周… Ⅲ. ①中医学临床－经验－中国－现代 Ⅳ. ①R249.7

中国版本图书馆 CIP 数据核字（2002）第 077576 号

中国中医药出版社出版
北京经济技术开发区科创十三街 31 号院二区 8 号楼
邮政编码 100176
传真 010-64405721
廊坊市佳艺印务有限公司印刷
各地新华书店经销

开本 850 × 1168 1/32 印张 6.5 字数 150 千字
2003 年 3 月第 1 版 2025 年 8 月第 2 次印刷
书号 ISBN 978-7-80156-367-5

定价 26.00 元
网址 www.cptcm.com

服务热线 010-64405510
购书热线 010-89535836
维权打假 010-64405753

微信服务号 zgzyycbs
微商城网址 https://kdt.im/LIdUGr
官方微博 http://e.weibo.com/cptcm
天猫旗舰店网址 https://zgzyycbs.tmall.com

如有印装质量问题请与本社出版部联系（010-64405510）

出版者的话

祖国医学源远流长。昔岐黄、神农，医之源始；汉仲景、华佗，医之圣也。在祖国医学发展的长河中，临床名家辈出，促进了祖国医学的迅猛发展。中国中医药出版社为贯彻卫生部和国家中医药管理局关于继承发扬祖国医药学，继承不泥古、发扬不离宗的精神，在完成了《明清名医全书大成》出版的基础上，又策划了《中国百年百名中医临床家丛书》，以期反映近现代即20世纪，特别是新中国成立50年来中医药发展的历程。我们邀请卫生部张文康部长做本套丛书的主编，卫生部副部长兼国家中医药管理局局长佘靖同志、国家中医药管理局副局长李振吉同志任副主编，他们都欣然同意，并亲自组织几百名中医药专家进行整理。经过几年的艰苦努力，终于在21世纪初正式问世。

顾名思义，《中国百年百名中医临床家丛书》就是要总结在过去的100年历史中，为中医药事业做出过巨大贡献、受到广大群众爱戴的中医临床工作者的丰富经验，把他们的事业发扬光大，让他们优秀的医疗经验代代相传。百年轮回，世纪更替，今天，我们又一次站在世纪之巅，回顾历史，总结经验，为的是更好地发展，更快地创新，使中医药学这座伟大的宝库永远取之不尽、用之不竭，更好地服务于人类，服务于未来。

本套丛书第一批计划出版140种左右，所选医家均系在中医临床方面取得卓越成就，在全国享有崇高威望且具有较高学术造诣的中医临床大家，包括内、外、妇、儿、骨伤、针灸等各科的代表人物。

本套丛书以每位医家独立成册，每册按医家小传、专病论治、诊余漫话、年谱四部分进行编写。其中，医家小传简要介绍医家的生平及成才之路；专病论治意在以病统论、以论统案、以案统话，即将与某病相关的精彩医论、医案、医话加以系统整理，便于临床学习与借鉴；诊余漫话则系读书体会、札记，也可以是习医心得，等等；年谱部分则反映了名医一生中的重大事件或转折点。

本套丛书有两个特点是值得一提的：其一是文前部分，我们尽最大可能地收集了医家的照片，包括一些珍贵的生活照、诊疗照，以及医家手迹、名家题字等，这些材料具有极高的文献价值，是历史的真实反映；其二，本套丛书始终强调，必须把笔墨的重点放在医家最擅长治疗的病种上面，而且要大篇幅详细介绍，把医家在用药、用方上的特点予以详尽淋漓地展示，务求写出临床真正有效的内容，也就是说，不是医家擅长的病种大可不写，而且要写出“干货”来，不要让人感觉什么都能治，什么都治不好。

有了以上两大特点，我们相信，《中国百年百名中医临床家丛书》会受到广大中医工作者的青睐，更会对中医事业的发展起到巨大的推动作用。同时，通过对百余位中医临床医家经验的总结，也使近百年中医药学的发展历程清晰地展现在人们面前，因此，本套丛书不仅具有较高的临床参考价值和学术价值，同时还具有前所未有的文献价值，这也是我们组织编写这套丛书的初衷所在。

中国中医药出版社
2000 年 10 月 28 日

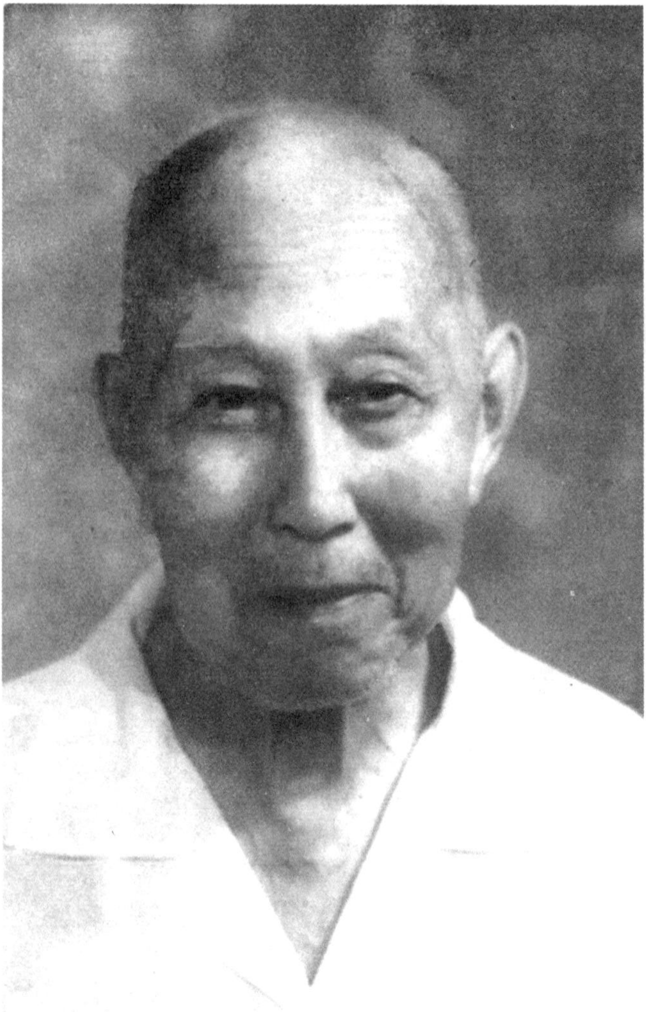

周筱斋先生

内容提要

周筱斋，全国名老中医，江苏如东人。家世业医，自幼耳濡目染，勤学苦研。业医后主攻内科，兼事妇科，所诊之病多以时证大病为主，曾多次遇疫病流行，活人无数。晚年在诊治慢性难症方面亦积累了丰富的经验。本书由医家小传、专病论治和诊余漫话等部分组成，共10余万字。其中在专病论治中遴选周老所擅长的温热病和疑难杂病的治验案例28个病种。诊余漫话篇摘录周老所著“对祖国医学的认识问题”“疫疟报告”“温病顾阴”“运用中药治疗血吸虫病的研讨”等10篇文稿，宗其原貌，编纂成章，藉以反映周老在理论、实践等方面的独到见解。

目　录

医家小传

一、个人生平

周倜生，字筱斋（笔名：姬衍），生于1899年8月，卒于1989年10月，江苏省如东县人。祖籍浙江省宁波市府东乡慈溪县车轮桥，后迁居江苏省南通市如皋县东马塘镇。家世业医，于6岁入业，进邓承武私塾读书，兼读医籍，至13岁因先祖母、先祖父相继西逝，迭遭大故，家境萧条，因而失学，适由严氏堂姑母介绍至堂叔所设“大德生”药号半工半读。日间执行药业，夜间攻读医书，每至深夜方寝，如此历经8年。23岁时，受聘“济生会”施医之席，设案开诊。嗣后，又循当局颁布之中医师条例，取得法定中医师资格，并被选为如皋县中医学会评议员，如皋县中医分会马塘分会主席。在马塘行医26年中，历经温病类、疫痢、疫疟、伤寒、猩红热、登革热、霍乱等疾病流行，经治痊愈者众，得病家赞许，业遂大旺。后因战事纷乱，于1947年迁居南通，遇到麻疹、天花流行，经诊治者有百例以上，未能挽救者仅一人。在南通期间，曾担任中西医结合研究会常务理事、南通市中医工会常务委员、历届南通市人民代表、南通市城东区建政委员会委员、南通市医协会副主任兼秘书、南通市卫生工作模范。1954年应江苏省卫生厅诚聘，至南京参加江苏省中医医院、中医学（校）院创建工作，长期任教，在宁诊治大多为慢性疾病，间逢奇症，亦曾参加南京市会诊小组，到各医院会诊危重患者。教学工作中，先后担任医史、方药、各家学说等教研组组长职务，负责医史、方药等教材编写工作，制定教学大纲。1956年6月加入中国共产党，1959年被评为南京中医学院先进工作者，1960年被评为省文教卫生系统先进工作者（授予江苏省荣誉纪念证书），曾出席省市群英会。

二、学术渊源

家世业医，至先祖父敬庵公已历三世。执行内、外科，勤业精研，视患者如亲属，得乡人信赖，就诊者日众。鉴于治疗效果有赖药良，炮制修治，悉遵法则，方显厥功。乃设“松寿堂”中药铺，鉴制精细，益显治效。周师自幼在家耳濡目染，谨遵先严训言，培植初基。至“大德生”药号半工半读时，自思惟有从医，继承祖业，庶可服务桑梓，藉为生计，乃誓志研究，常以“不经一番寒彻骨，哪得梅花扑鼻香”自为勉励。在此期间，复习了《素灵类纂约注》《张氏类经》《伤寒论》《金匮要略》《药性赋》《汤头歌诀》，参阅《医方集解》《医学心悟》《三家医案》《临证指南》《名医类案》等，同时将日间时对危重患者所处方案，默志背临。遇多医会诊时，亦自动旁听，心识自己见解，静观投剂结果，一一志之。把中医学着重理论联系实际的好传统贯彻到实践中。回顾学医经历，虽始于家传，但主以自学，自学之路虽说艰辛，但可从崎岖坎坷，直达康庄大道。在自学中深感治学过程是：始于约——进于博——终于由博返约，达到“炉火纯青”，犹不可以为峰极。同时还必须把中医学从纵横两方面“融会贯通”起来。纵的一面，应认识到《内经》《伤寒论》《金匮要略》《温病条辨》及各家学说，自古至今，一脉相承，虽有变迁，脉络一贯。如以温病学说为例，是可以体现其发展过程的，从横的方面，要把基本理论渗透到各个临床学科之中，作为指导实践的依据，并借助现代有关科学知识，阐述其真义，以资印证，在继承的基础上，得到进一步发展。

三、专科特长

本着学以致用，理论必须联系临床实践，并以临证治疗效果作为检验理论唯一标准的原则，自思中医内科为临床各科的基础，只有掌握了内科临证，才能触类旁通，兼通他科。故开业 64 年来，主攻内科，兼事妇科，以毕生的精力着重临证实践，在故乡行医期间，日诊者最高达百余号，终日忙于诊疗。因居住乡镇，接近农村，农民一般小病多不求医，每至高烧不退或脘腹剧痛，方始就医。故所诊之疾，多以时病大证为主，曾多次遇疫病流行，对此须胆识兼备，当机立断，速战速决，方可适应。常以孙思邈“胆欲大而心欲细”之训言为诫，故少偾事。迁居南通城区后，仍以诊治时病为多，如天花、麻疹、痢疾、伤寒等，而慢性病、疑难症亦居其半。迨供职南京时，则接触时病大证寥寥无几。及至晚年所临病证，如肝癌、胃癌、食道癌、白血病、红斑狼疮、脑震荡后遗症、真性红细胞增多症等，多属慢性难治病证。

对时病大证和久病慢证的处理，向以吴鞠通所云：“治外感如将，治内伤如相”的两句名言为据，常言治时病大证，必须如将军临阵作战，要胆识兼用，知己知彼，善于观察病情变化，随机应对，当机立断，不稍迟疑，方获全功。慢性久病，复杂多端，可能有十种、八种病证丛集于一人之身，五脏皆伤，考虑治疗措施大有顾此失彼之嫌，要善于分析当前以何病证为主，抓住主要矛盾，方有端绪，如果失策，则后悔莫及。倘能分其标本轻重缓急，循序求进，重视掌握脾胃运纳之机，方可转危为安。同时还须药治与食养兼施，“得谷者昌”良有以也。

临证中还体会到，对方剂、药物的研索为中医学理论联系实际的枢纽。在认识药物性味功能的基础上，进而认识方剂的药物组成和配伍。应根据四诊所得，分析病况，掌握病机，选用相应处方，并结合证情，加减变化，保持理法方药的统一性。尤为重要的是对病情复杂者应能创制新方，以加强治疗的针对性，此所谓“识方、用方、制方”之三个阶段。至于识方的深切、用方的熨帖、制方的精当，又须不断求进，期于纯熟。周师曾针对温疫病的治疗，创立了青蒿白薇汤、清血解疫汤、温脾饮等，另还创制谷玫四陈煎、四物二母丸等慢性病的调理方，均为有效而临床切用的方剂。在执教过程中，亦着重对方药的研究，曾编写和审阅全国统编教材第二版《方剂学讲义》，主讲中医本科班、师资班、进修班及西学中班的《祖国医学史》《中医方剂学》两门课程和《各家学说医案选》等的课堂教学工作。

回顾64年医学生涯，其特点有二：一为毕生从事临床，应诊者众多，即使来宁执教，亦始终未脱离临床诊疗工作；二为一生中，所遇温热时病大证为多，故善于急性热病的治疗，在多次的瘟疫流行中，积累了较丰富的经验，治愈者众多，深得故乡人士赞许。

总之，由于形势的变迁、所处环境条件的不同、接触病种的差异，尚能适应自如，未尝偾事。在科学研究方面，曾主持“急性放射病动物实验”“中医基础理论之脏腑学说——脾之实质”“中西医结合治疗烧伤”等科研工作。

四、治学特点

在学术上，既能坚持中医的优势和特色，又能接受新事物，服从真理，不断学习新知识，虽年臻耄耋，犹手不释卷，每遇一事未爽于怀，必沉思穷追，期得事理明白为止。如中医学说体系之五脏阴阳虚实观等的研索。

在诊疗中，素以敬业、乐群为怀，深感恪守医德是业医之本。对待病者，总以热情负责为旨，不分亲疏，一视同仁，悉心治疗，做到急病随诊，不使久待，出诊路程，以重病为先，不以诊金之多少为别，深得病家赞许。

五、业余爱好

生平爱好文学，偶或有兴趣亦作诗取乐。记得曾于40岁时，作诗赠严敬仲弟，“我年不惑君而立，一在新秋一岁腊，拟邀良朋举豪觞，其奈风云四郊急。救国愧无医国手，回首苍茫韶光失，一艺未登轩岐堂，至今怕听说仁术。文采风雷天赋君，才贯侪群罕俦匹，君赠我联联意长，我报君诗诗意涩，丈夫事业在不朽，他年相期共九佚”。得顾况余老先生（南通四大文豪之一）赞许。亦爱好书法、绘画，与顾鼎和（书法家）、邓怀农（画家）相友善。

不惑之年，亦爱好音乐，向徐立孙（南通市政协主席）学弹古琴娱乐身心。

专病论治

温 热 病

温热病是外感类热性病，是伏气温病的概称，凡春温、风温、暑温、湿温、温燥、冬温等皆属之。温热病致病因素是热邪，与伤寒病致病因素的寒邪不同。而温、热、暑、火四者，在中医学的认识上仅是轻重程度的区别，所以有“温者热之渐也”，“阳之动始于湿，盛于暑”，“热气大来，火之盛大也”等说法。归纳起来，四者均为阳邪，伤人致病，属于热性，因名为温热病。

温热病的致病因素，大凡有风热、暑热、湿热和燥热四种。感受风热之邪者病风温（详见另文），感受暑热之邪者病暑温，感受湿热之邪者病湿温，感受燥热之邪者病温燥，其间又多有兼夹之证，所谓兼夹者即“素无其证，与温邪合病谓之兼；素有其证，与温邪并病谓之夹”也，不可不察。

暑邪致病多致暑温。《素问·热论篇》说："凡病伤寒而成温者，先夏至日者为病温，后夏至日者为病暑。"夏月暑气当令，气候炎热，人若正气素亏或劳倦过度而津伤气耗，则抗御外邪入侵的能力下降，暑热病邪即可乘虚袭入人体而发病。暑为火热之气，其性酷烈，传变迅速，故病邪侵入人体发病多径入气分而无卫分过程。初起即见壮热，汗多，口渴，脉洪等阳明气分热盛证候。叶天士所说"夏暑发自阳明"，即指本病发病的病候特点。由于暑性火热，极易伤人正气，尤多耗伤津液，所以在病变过程中常出现津气耗伤，甚或津气欲脱等危重征象。又因暑性炎热，易入心营与引动肝风，所以气分热邪不能及时清解，最易化火，深入心营，生痰生风，从而迅速出现痰热闭窍，风火相煽等危重病证。然夏季暑热既重，而雨湿较多，湿气亦重。因夏至后热盛于上而下迫，湿蒸于下而上腾，湿热交蒸，发为暑温夹湿之证，故有"暑必兼湿"之说。暑之为病，其治当遵"暑病首用辛凉，继用甘寒，终用甘酸敛津"为法。若暑热化火，生痰生风，内传心营，引起闭窍、动风等病变时，则须随证加减。后期余邪未清，气阴未复者，则当用益气养阴、清泄余热以善其后。

湿温病发于夏秋之际，湿邪之害，不同于暑。盖盛暑之时必兼湿，湿盛之时未必兼暑；暑邪只从外入，而湿邪兼于内外，唯"外邪入里，里湿为合"方能发病；暑邪为病骤而易见，湿邪为病缓而难知；湿热病四时皆有，湿温病则发于夏秋之间。湿为阴邪，其性重浊腻滞，与热相合，蕴蒸不化，胶着难解，病程缠绵难愈。盖脾为湿土之脏，胃为水谷之海，故湿热致病多以脾胃为病变中心，章虚谷所说"湿土之气同类相召，故湿热之邪始虽外受，终归脾胃”即属此意。湿温病的治疗当先分湿与热的孰重孰轻，次辨病变所属部位，从而遣方用药，分解湿热，或淡渗利湿，或清化湿热，或苦温开泄，或苦辛通降，务须速为湿热之邪寻求出路。

温热病过程中，往往伴有其他兼夹证候。如热邪致病每易夹风邪或湿邪，而致风热相搏或湿与温合，其治疗亦有所别。风宜疏散，故夹风宜加透散之品，如薄荷、牛蒡子之类，使风邪外散；湿宜分利，夹湿宜加芦根、滑石等淡渗之品，使湿从下泄。风邪外散，湿邪下泄，湿祛则热孤，而病易解除。再如痰浊、水饮、食滞、瘀血等这些有形之邪，虽不是温热之本，但若两者互结，不仅闭塞温热之邪的出路，还会助长热势，胶结难解，故临证当审时度势，以治温热为主，顾其兼夹，掌握尺度，圆机活法，方能获效。

以上所述乃为治疗温热病的一般治法。然临证时还当根据温热病的致病特点，以“顾阴”为选方用药原则贯彻治疗之始终。所言“顾阴”是和伤寒“顾阳”相对而言，该理论肇自喻嘉言的“以故病温之人，邪退而阴气犹存一线者，方可得生……总当以维护阴之根底”；“温病易伤真阴，以时时顾护为要”。直至叶天士提出“救阴不在血，而在津与汗”；吴鞠通“热之所过，其阴必伤”；张锡纯所谓“治温病宜刻刻顾其津液”等均是温热病“顾阴”理论的渊源。这里所说的“阴”，乃指人体内的津、液、营、血、精等。热为阳邪（包括湿热相兼、伏寒化温），最易化燥伤阴。温热病的病因为热邪，其病变机转总以化燥伤阴为趋向。从整个病程的邪正交争中来观察，主要视其阴之存在，而决定其后果——痊愈或死亡。因此在病变全程中有“留有一分阴液，保得一分生命”的经验。所谓顾阴的内容，包含着护阴和救阴两个方面，“护”者有保护之意，“救”是直接的挽救，两者有先后的区别，未伤护阴，已伤救阴。未伤护阴是以安未受邪之地，已伤救阴者以挽病势危机。前人在长期实践中，体会到温热病总以化燥伤阴为病变转归，得出阴复则痊愈，阴竭则死亡的结论。因此在本病施治过程中，始终以未伤则护阴，已伤则救阴为主要法则。掌握和运用这个规律，就有可能获得较大收益。具体言之，上焦以护阴为主，有直接和间接之分，如用辛凉解表，或清气解热，均为间接护阴，热退表解，阴即不伤；如用滋阴解表，或清营退热，是直接护阴。中焦可包括护阴、救阴两个方面，清气分热邪，下阳明实积，则为护阴；清营分热邪，育阴以凉血，则为救阴。下焦以救阴为主，必须壮水滋阴。倘邪在上中二焦，欲安未受邪之地，即当顾护下焦之阴。邪在卫气时，以护阴为目的；邪入营血时，以救阴为急治；气血两燔时，仍可用清法以护阴；气阴两伤时，须用滋补以救阴；以上仅是一般治法，其护阴、救阴不可绝对地以三焦和卫气营血划分其应用范围，临床当灵活机变。下面列举数案，从不同方面佐证以上观点。

1. 温热阴伤案

温热病因热邪作祟，热为阳邪，最易化燥伤阴。人体的津、液、营、血、精等皆为阴类之属，素体阴虚者罹患温热病更以“留得一分阴液，保得一分生命”为治疗原则，并贯穿治疗始终。

医案：陆某，10 月 5 日初诊。

温热交凝滞留肠腑，曾见下利色酱、热势稽留、日晡为剧，刻幸高峰稍挫（38.6℃）、泄泻停止，但舌苔剥滑、脉象虚数。病程未及三周，体属阴虚之质，亟冀热净阴复方是坦途。

处方：生牡蛎 18g，白薇 4.5g，益元散（包）9g，生冬瓜仁（包）9g，生银花 6g，焦山栀 4.5g，冬桑叶 4.5g，地骨皮 9g，青竹叶 16 片，鲜秧稻根（洗净）30g。1 剂。

10 月 6 日诊。

药后热降，午后仅有 37.5℃，大便又行 1 次，质溏色酱，舌苔边见灰黄，中剥之处今幸萌生，脉象虚数，邪未清净，正复虚惫，瞻顾前途，殊为可虑，仍以复阴退热为法。方用二甲（鳖甲、牡蛎）养阴，佐以白薇、地骨皮、青蒿梗以退虚热，益元散、银花、赤芍、茯苓、冬瓜仁清热祛邪，稻根、竹叶益胃生津。1 剂。

10 月 7 日诊。

两投复阴退热之剂，颇为有效，热度挫降至 37.5℃，苔渐萌生，灰黄稍退，夜来睡眠亦安，脉得冲缓，均为吉兆，但病久体虚，甫经向愈，切宜谨慎看护，续以育阴醒胃为法。

处方：生鳖甲 12g，生牡蛎 18g，地骨皮 9g，元参 4.5g，白薇 4.5g，霍石斛 9g，冬瓜仁 9g，炒苡仁 9g，黑豆皮 9g，生熟谷芽各 12g，山淡竹叶 3g。2 剂。

10 月 9 日诊。

热已纯清，舌苔新生，灰黄之迹，业已退尽，脉缓神静，唯大便仍溏，未复正常。是肠阴曾伤、犹虑便泄，予整肠复阴、醒胃健脾。

生牡蛎 18g，炒苡仁 9g，炒冬瓜仁 6g，生熟谷芽各 9g，怀山药 9g，云茯苓 9g，穞豆衣 9g，霍石斛 9g，橘白 4.5g，省头草 3g，石莲肉 9g。2 剂。

药后脉缓神清，大便正常，诸恙咸安。

【按】本例为一素质阴虚而患湿温病者，故治疗中尤应重视刻刻顾其阴津，先后选用一甲煎、二甲煎、青蒿鳖甲汤为主方，加入滋阴津、增胃液、退烦热等药，四诊而瘥。

2. 暑温兼湿夹食案

暑温是感受暑热病邪而引起的一种急性热病，属温热病之一种。因暑为火热之气，其性酷烈，传变迅速，故病邪侵入人体，发病多径入气分而无卫分过程，表现为一派阳明气分热盛证候。叶天士所说："夏暑发自阳明"即指出了本病发病的病候特点。暑温多发于夏暑当令之时，因夏季暑热既盛，而雨湿较多，湿气亦重，天暑下逼，地湿上蒸，湿气与热邪相合，故暑湿每多兼感，亦可称之为暑湿病邪，故致病可形成暑温夹湿之证，叶天士所说："暑必兼湿"即此意也。脾为湿土之脏，胃为水谷之海，湿土之气同类相召，暑湿之邪易犯中焦，影响脾胃运化而致夹食之变。《广瘟疫论》中载"时疫夹食者最多，而有食填膈上、食入肠胃之不同，入肠胃为阳明诸热证。"治疗当辨湿、热、食之邪轻重而遣方择药，其中王纶所谓"治暑之法，清心利小便最好"，确为治暑温之不悖大法。

医案：金某，女，26 岁。1957 年 7 月 5 日初诊。

既往素体不健，病经四日，始恶寒，继则但热不寒，汗泄，热度起落不能了撤（今晨九时测得体温 39.7℃），面色浮红，口苦咽干，渴饮，头昏，大便秘结不行，胸痞腹满，小溲黄赤，月汛适临，舌质红，苔薄黄，脉洪而数疾。据症是温热兼湿夹食滞，内蕴阳明，病情颇杂，连日进中西药不效，亟拟清芬透泄、化浊导邪为法，防其热入血室而致神昏。

青蒿珠6g，白薇6g，忍冬藤9g，炒黄芩4.5g，炒瓜蒌实12g，炒枳壳4.5g，广郁金6g，丹参6g，炒赤芍4.5g，鸡苏散12g，连翘壳4.5g，活水芦根（去节）30g。1剂，作头二煎，每6小时服1次，每日3服。

1957年7月6日下午6时。

早晨体温降至38.6°C，夜来烦躁不宁，不能入寐，口渴，纳饮不多，胸痞，腹鸣矢气，口苦，舌质干黄欠润，脉仍细数，日晡时热度上升至40.2°C，所幸月经渐少，面色浮红较淡，昨法占小效，不事更张，就原方根据病情加减。

昨方去赤芍药，以银花易忍冬藤，加鲜竹叶20片。1剂。

煎法、服法如昨。

1957年7月7日下午。

昨夜得5小时安睡，口苦渐撤，面红退淡，视舌较爽，但质红苔黄，所幸水津渐润，月经逐次减少，神志清朗，自觉腹部在脐上有块阻滞，伏卧时感痛，腹鸣矢气，小溲一昼夜仅2次，排量尚多，色黄，按脉体小而六至，是数疾之征，压之欠力，疲乏无神，热峰幸未再升。综合两日来症情尚稳，切须继续治疗，不可稍懈。

处方：炒瓜蒌实12g，火麻仁9g，炒枳壳4.5g，生银花9g，连翘4.5g，生黄芩6g，益元散（包）12g，广郁金4.5g，紫丹参4.5g，元参6g，冬桑叶6g，白薇6g，竹叶9g，活水芦根（去节）30g。1剂，煎、服法如前。

1957年7月8日诊。

热度早晨降至38.9℃，日晡又复上升至40℃，口干液欠，舌布黄苔，质赤，自觉左腹角有硬块，时作隐痛，脉体渐大而数疾，月经渐净，小溲黄浊，腹鸣矢气，但无欲便之意。仍取增液润导，作泄热化浊之图。

处方：昨方加郁李仁 9g，知母 6g，焦楂炭 9g，去白薇、丹参、冬桑叶。1 剂。

1957 年 7 月 9 日诊。

午后热峰高越 40℃。但在症状方面，自觉腹痛已止，凝块下行，视舌质赤，苔黄渐老而中聚，脉体不大但数疾而利，口苦，时或泛甜，小溲黄浊，昨夜烦扰不若前夜之静，肤润汗泄，月经已净，右足腓肠肌有热掣之感。拟进一步大剂清润并施，挫其热峰，化其蕴浊。

处方：生石膏（杵细）30g，知母 6g，粉甘草 3g，粳米（先煎代水）12g，元参 9g，晚蚕砂（包）12g，炒瓜蒌实 12g，生黄芩 6g，竹叶 9g，活水芦根（去节）30g。1 剂，每 6 小时服 1 次。

1957 年 7 月 10 日诊。

热度持续未降，口渴，思饮瓜汁，夜来睡眠甚安，脉体有数大之征，苔色渐趋老黄，边尖红绛，口苦，有时又觉黏腻，今日未感泛甜，小溲黄浊，大便似有欲行之势，但未果行，病程在两周中，浊质未排，邪热方炽，高热未能速降。但病者焦急，家属烦虑，又不善服药，均为治疗中之大碍，加强说服教育，坚持服药，以竟前功。

处方：知母 6g，元参 9g，细生地 12g，生石膏（杵）30g，粉甘草 30g，粳米（煎汤代水）12g，晚蚕砂（包）12g，生黄芩 6g，竹叶 9g，活水芦根（去节）30g。1 剂，每 6 小时服 1 次。

1957 年 7 月 11 日诊。

今晨自动排行多量黏浊之粪，颜色黑黄，便后周身又复排泄黏汗，热度随即降落，最低至37.9℃，神清气和，视苔较退，色仍老黄，脉息耐按，知饥思谷。观察症状，已获初步效果，当稳步前法，加以看护。

处方：生黄芩6g，生银花9g，连翘6g，益元散（包）12g，炒瓜蒌壳6g，大豆黄卷9g，生冬瓜仁12g，焦山栀6g，元参9g，竹叶6g，活水芦根（去节）30g。1剂。

1957年7月12日下午诊。

昨日傍晚，热度升达39.4℃，今晨退至37.9℃，午后又复38.4℃，日晡潮热，确切无疑。但汗泄黏浊，神志清朗，夜来安睡，醒后亦不烦躁，舌苔又复浮布老黄，质红，腹鸣，矢气不时仍见，自是浊质未克尽排，清热化浊以肃余邪，是为主治。

处方：元参9g，细生地9g，知母6g，大麦冬9g，生银花9g，生黄芩6g，连翘6g，益元散（包）12g，生冬瓜仁15g，焦山栀6g，竹叶9g，活水芦根（去节）30g。1剂。

1957年7月13日诊。

早晨醒后热度已复常温，日晡时38.7℃，大便有欲再行之意，舌苔渐退，脉大但不数疾，小溲犹黄，纳饮不多。症状趋于平顺之途，当续进清热化浊、增液生津之剂，冀复胃阴。

处方：大麦冬9g，细生地9g，元参9g，生银花9g，益元散（包）12g，生冬瓜仁12g，赤茯苓6g，生黄芩4.5g，焦山栀6g，梗通草3g，竹叶6g。1剂。

1957年7月14日诊。

药后续行条状粪便，早晨体温正常，午后四时许亦仅37.8℃，苔退，仅余中心小部，水津能润，脉转缓静，夜分

神识颇能清爽，右手足且可小事运动，纳谷日多，大便通畅，唯小溲犹未爽排，艰涩而痛，是为毒素未尽，当谋彻解。

处方：净蝉衣 3g，丹皮 4.5g，炙僵蚕 6g，甘草梢 3g，飞滑石（包）9g，忍冬藤 6g，焦山栀 4.5g，连翘心 4.5g，九节菖蒲 1.8g，泽泻 4.5g，朱衣川通草 2.4g，车前子（包）9g。3 剂。

10 月 18 日诊。

神识纯清，小溲畅利，唯大便秘结三日未行，右手足能于小事运动，语言尚欠流利，腹部微痛，续以清润导浊，安神化浊治之，所幸食欲已展，营养可济。

处方：火麻仁 9g，黑芝麻 9g，桑椹子 9g，连翘心 4.5g，忍冬藤 9g，炙僵蚕 6g，莲子心 2.4g，郁李仁 6g，九节菖蒲 2.4g，鲜芦荟 6g。7 剂。

药后便行通畅，神清纳量有增，右手能稍事运动，嘱其加强功能锻炼，续以清润导浊、健脾助运之品善其后。

【按】温邪热炽，伤津劫液，引动肝风，发为痉厥。木气独张，风阳上冒清空而头痛。病起骤急，治当凉肝息风（钩藤熄风散），以期热退痰清而风自息。然腑气不通，里气郁结，秽浊阻塞，故当荡阳明腑实，急下存阴，才能使火灭风息，所谓“扬汤止沸，不及釜底抽薪”。病变后期因热邪深入，津液被劫，消灼阴液，故投二甲煎之类咸寒复阴。同时兼顾热、痰、风等标实之邪，左右化裁。

4. 温热邪实正虚案

温热病该下未能如期施用下剂，应下失下，邪热尚存而正气渐虚，黄龙汤为的对之剂。然临证时仍需审度虚多、实多、标急、本急，可合脉证审度。

医案：冯某，马塘北乡冯家庄人。患湿温病，证为温热夹湿与积滞交凝，羁于阳明，燃烧燔炽，营阴大伤，牙龈、舌端糜烂生疳，咽痛，水饮难下，齿燥唇焦，神识昏昧，大便秘结十八日不行，腹部热度独剧，小溲一昼夜仅得通行一次，艰涩难下，量少色赤，疹痱层出不穷，舌质绛赤，红刺毕露，脉数而力稍差，当此之际，正虚邪实，危笃可知？倘听其自然，有邪盛正亡之势，如侧重驱邪，有贼去城空之虑，无已，选用新加黄龙汤，略事增损，复以紫雪解毒清热，作背城之战。

处方：西洋参 6g，太子参 9g（两味另作浓煎和服）。生大黄（后下）9g，芒硝（冲服）4.5g，粉甘草 4.5g，元参 15g，大生地 15g，大麦冬 15g，当归 4.5g，知母 9g，川黄柏 4.5g，海参（先煎汤代水）30g。另以紫雪，每次 1.5g，银花露调服，药前先进。

药后便下黑粪燥块多量，热能随降，神志转清，续予调治而愈。

【按】新加黄龙汤为吴鞠通所创制，方中以人参补正，大黄逐邪，冬地增液，邪退正存一线，即可以大队补阴而生，此邪正合治法也。针对温热病因多属阳邪，易于伤阴的特点，阴已伤而邪仍实的具体病情，故能获良效。

5. 温热气血两燔案

温热之邪留恋气分，化热化燥由气入营，气分热邪未解，营血分热毒又盛，以致形成气营（血）两燔。本证特点既有气分证，又有营血分证，与单纯之热盛气分或热入营血分者见症不同，治疗当以气血兼顾。一般可用加减玉女煎；

斑疹显露色深的，宜用化斑汤；证情严重者，可用清瘟败毒饮。余师愚认为清瘟败毒饮为十二经泄火药，凡一切火热，表里俱盛，狂躁、烦心、口干、咽痛、大热干呕、错语不眠、吐血衄血、热甚发斑者，不论始终皆可以此为主方。方中重用石膏直入胃经，使其敷布于十二经，退其淫热，佐以黄连、犀角（今以水牛角代之）、黄芩泄心肺火于上焦，丹皮、栀子、赤芍泄肝经之火，连翘、玄参解散浮游之火，生地、知母抑阳扶阴，泄其亢甚之火而救欲绝之水。清瘟败毒饮为大寒解毒之剂，重用石膏则甚者先平，而诸经之火则无不安矣。

医案：缪某，患温热病越两周不解，烦躁高热，气粗面红，多汗，大渴，脉数，苔黄，舌质红赤，便实溲黄，神志时清时糊，胸次斑点隐隐，是气血两燔之际，用清瘟败毒饮，小事出入。药用生石膏、知母、大生地、丹皮、赤芍、黄连、黄芩、山栀、水牛角片、玄参、连翘等，连服2剂，热挫神安，红疹透露，续进第3剂时，家人恐惧石膏性寒，仅服其半，未达一鼓悉平之功，延至40余日，方始痊愈。

【按】气血两燔即须两清气血，王孟英在古人习用玉女煎的基础上作了研讨，他说："余治此证，立案必先正名，曰白虎加地黄汤，斯为清气血两燔之正法。"叶天士的提法"如玉女煎"，唐本删去一如字，即玉女煎之原方矣，鞠通、虚谷因而袭误，岂知胃液虽亡，身热未退，熟地、牛膝安可投乎，通过这样的讨论，更可使理论联系实际。而选用清瘟败毒饮稍加增损。

斑疹隐隐、舌质红赤为邪已入营之征，身热、大汗等为气分证，气血两燔者当气血两清。邪热入营，见斑疹隐隐者，病虽深入，但治疗总以邪热外达为急务，所谓"急急透斑为要”，营血热毒得解，则斑易透露，而斑疹外透，则邪有外泄之机，否则邪毒郁闭于里，极易导致内闭外脱之危重局面。

6. 温热热入血室案

妇人温病皆与男子同，惟当经期则治法略异，以其关乎血室也。凡遇感疫适值经期者，治法必兼少阳，以少阳与厥阴为表里，厥阴为血室，血室一动，邪必乘虚而犯之，须分适来因受病而止、适来受病而自行、适断而受病三种，则虚实自见。凡经水适来而受疫气遽止者，必有瘀血，要再察其胁、腰、少腹，有牵引作痛拒按者，必以清热、消瘀为主，小柴胡汤加赤芍、延胡、桃仁、归尾、丹皮。凡经水适来而受疫气，疫病虽发而经水照常自行者，不必治其经血，但治其疫邪而病自愈。盖病本未犯血室，故经血自行如常也。凡经水适断而受邪者，经行已尽则血海空虚，邪必乘虚而陷入血海，若见腰、胁及少腹满痛者，大柴胡汤加桃仁、赤芍，逐其血室之邪始愈。以上种种仅为简单分类，具体临证不可偏执拘泥。

温病中出现斑疹皆系热邪深入营血的征象，如章虚谷说：“热闭营中，故多成斑疹。”邪热炽盛，内迫营血，血从肌肤血络而出，则形成斑疹。周老认为温热病发斑辨证时要按出疹之顺序、疹之颜色并结合脉象、舌苔来辨别其顺逆。古代医家多以红为顺，紫为险，黑为逆。其色红而活，荣而润，或淡而润，皆疹色之佳象；若淡而不荣，或娇而艳，或干而滞，其血最热；若色深红，较淡红稍重；色紫艳，较深红更恶；色紫赤，较艳红者毒火更甚；色青紫如浮萍之背，多见于胸背，乃内热极重之候。结合全身症状来看，若斑疹透发，热势下降，神情清爽，为邪热外达，外解里和之象；若斑出热不解，神志昏愦，为正不胜邪、毒火内闭之恶象。在治疗上，周老以清热凉血化斑为大法，认为不可过用寒凉，或妄用升提和滋补。

医案：黄姓妇，住武庙西首。患温热病，适周身赤疹布达之时，经潮忽至便神昏谵语、耳聋脉数、热度骤增，而疹点亦呈异色，当系邪热陷入血室、瘀热交凝，拟小柴胡汤去人参、姜、枣，加入丹参、赤芍、归尾、桃仁、楂肉、丹皮、益母草等。服 2 剂，神清，而疹点复转红润，经尽热减，越数日，疹灭肌和，病渐就痊。

【按】此案与《伤寒论》“妇人伤寒，发热，经水适来，昼日明了，暮则谵语，如见鬼状者，此为热入血室”一条，适相符合，而治疗之法，仲师取小柴胡汤，从少阳解。但小柴胡汤仅可清泄无形之热，焉能攻逐有形之瘀？“随其实而取之”，亦仲师之训，爰宗斯旨，于方中加入丹皮、丹参、桃仁等活血祛瘀之品，使无形之热与有形之瘀同祛，故能热退而神清，疹灭而病愈。

7. 妊娠温热案

妊娠感时疫而见温病者，治贵乎于早，则热不得深入而伤胎，当汗、当清之证自不赘言，当下之证亦不宜迟，慎毋惑于参、术安胎之说。但若当下失下、当汗失汗，或汗不得法，下不得法、则势必伤阴，当从其虚而调之，遣方用药勿迟疑左右，否则反致掣肘。

医案：范某，女，30 岁。

怀妊 3 月余，时在季春，忽患壮热、微恶寒、头痛、口渴、气促、汗不通泄，医以辛温发汗剂治之，汗大泄而热不解，头痛更剧，复以黄芩、白术谋泄热安胎，并声称恐热剧，有损胎元，言之颇能成理。服后竟汗敛而热反增高，神志时清时糊，间作谵妄。延余诊视，按其脉浮滑洪数，视舌中剥、质赤而干、苔色黄，气促呛咳，目赤齿燥，便溏溲黄，病属温热，本在卫气，但汗不如法，势已伤阴，所幸病程尚短，素体强实，虽系重身，刻见肤糙汗闭，当于辛凉解表剂中复以滋阴药，冀其一汗而热撤，若神清胎安，可免传变，拟加减葳蕤汤。

处方：白薇 6g，葳蕤 9g，炒陈香豉 9g，桔梗 4.5g，薄荷（后入）4.5g，菊花 4.5g，大贝母 9g，粉葛根 6g，炙甘草 2.4g，葱白 2 支，红枣 3 枚。1 剂。

二诊于前方去葱白、豆豉、葛根，加入天冬 6g。

续服 2 剂，热平、咳减、舌润、津回、头痛如失、便实、脉见滑利，进调理之剂，数剂而愈。

【按】妊娠重身，胎需血养，阴血不足之体外感温邪，复加汗不如法，遭辛温发散及泄热安胎之误，以致口渴头痛发热，病本在卫气，而阴已伤，邪热有内陷之势，当用滋阴解表法，故选用加减葳蕤汤汗出而愈。

8. 湿温案

湿温病是由湿热病邪引起的急性热病。本病四时皆有，但多发生在雨湿较多的夏秋季节。夏秋季节，天暑下逼，地湿上腾，人处气交当中，则易感受湿热病邪。湿为阴邪，其性重浊腻滞，与热相合，蕴蒸不化，胶着难解，故本病起病较缓，传变较慢，病程较长，往往缠绵难愈。其病机演变虽有卫气营血的变化，但主要稽留于气分，以脾胃为主要病变部位。临床表现具有湿热两方面的证候，或湿轻热重，或热轻湿重，或湿热并重。因湿邪有蒙上流下之特性，故又能弥漫三焦，波及其他脏腑，而为神昏、痉厥、咳喘、水肿等。治疗时应注意“徒清热则湿不退，徒祛湿则热愈炽”之原则，详审湿、热之多少，合理使用祛湿与清热两大方法。

医案1：姜某，9月25日初诊。

感冒新凉，湿邪内蕴致恶风（体温39.7℃）、周体痹楚、头痛而眩、汗不通泄、苔白幸不厚积、脉浮。先予汗达疏表，宣湿通络。

处方：炒陈香豉9g，整杏仁4.5g，薄荷3g，炒牛子9g，炒菊花4.5g，忍冬藤9g，络石藤9g，广郁金4.5g，连皮苓9g，秦艽4.5g，丝瓜络2寸，荷叶9g。1剂。

9月26日诊。

药后汗颇丰流，热势一度挫降，夜分尚能安睡，大便亦畅行，但午后热峰依然上升，与昨日相齐，惟恶风能罢，苔白，脉示浮滑而数，唇红渴饮，恐其热度稽留，当慎食避风，再予清宣解肌法。

处方：粉葛根4.5g，炒菊花4.5g，忍冬藤9g，鸡苏散（包）9g，连皮苓9g，连翘壳4.5g，焦山栀4.5g，炒枳壳4.5g，白蔻壳3g，丝瓜络2寸，甘露消毒丹（包）6g。1剂。

9月27日诊。

高热稽留，汗后不解，午后极峰仍达39.6℃，大便溏泄，今晨及至午已有4次，小溲量少，舌苔白腻，脉象滑数。此伏湿化温，势必延绵，再以宣化清泄剂治之，须慎食静卧。

处方：青蒿梗4.5g，白薇6g，鸡苏散（包）9g，广郁金4.5g，赤茯苓9g，连翘壳6g，炒枳壳4.5g，大腹皮6g，川通草3g，忍冬藤9g，炒苍术4.5g，山淡竹叶4.5g，车前草（洗）1株。1剂。

9月28日诊。

热势稽留，大便溏泄，幸不紧张，腹部胀满，按之灼手，口渴不贪纳饮，小溲亦少，舌苔质薄布白，脉象滑数，病期甫经四日，在进展之途，不易顿挫，仍予清泄分化。

处方：大腹皮6g，赤茯苓9g，泽泻6g，银花炭9g，连翘壳6g，淡黄芩4.5g，飞滑石（包）9g，广郁金4.5g，川通草3g，生冬瓜仁9g，山苦参4.5g，炒苍术3g，车前草（洗）1株。1剂。

9月29日诊。

泄泻次数幸未增加，热峰小挫，因汗而解，口渴不贪纳饮，舌质赤绛，犹布白腻之苔，欠匀，脉数，小溲量少，神烦，夜来睡眠尚好，腹鸣知饥，湿浊起化，肠热偏剧，作应症措施。

处方：粉葛根4.5g，淡黄芩4.5g，泽泻4.5g，山苦参4.5g，广郁金4.5g，忍冬藤9g，赤茯苓9g，柴胡3g，川通草3g，飞滑石（包）9g，姜半夏4.5g，大腹皮6g，山淡竹叶3g，车前草（洗）1株。1剂。

9月30日诊。

热度高峰降至39℃，随汗下挫，大便溏泄，次数减少，舌质红赤布苔微黄，脉数大，口渴喜冷饮，湿浊渐化，当循序清解。

处方：绵茵陈6g，淡黄芩6g，泽泻4.5g，青蒿梗4.5g，白薇6g，大腹皮6g，赤茯苓9g，焦山栀6g，连翘壳6g，广郁金4.5g，飞滑石（包）9g，山淡竹叶4.5g，车前草（洗）1株。1剂。

10月1日诊。

热得递降，苔转薄黄，大便因纳冷饮，夜分增加1次，小溲黄浊，腹鸣溲少，蕴邪逐化，循序清解。

处方：大腹皮6g，赤茯苓9g，连翘6g，淡黄芩6g，川通草3g，生冬瓜仁9g，飞滑石（包）9g，白薇6g，焦山栀6g，忍冬藤9g，省头草4.5g，山淡竹叶4.5g，车前子（包）9g。1剂。

10月2日诊。

大便依然泄泻黄水，腹鸣矢气，胸脘痞闷，胃部微有痛感，热峰不挫，小溲艰少，口渴不欲饮，按脉滑数。肠胃湿热郁结，期在两周未见退愈，再以清解，复入苦降。

处方：川水连2.4g，淡黄芩6g，焦山栀6g，连翘壳6g，银花炭9g，生冬瓜仁9g，飞滑石（包）12g，川通草3g，制川朴3g，细木通3g，广郁金4.5g，陈莱菔缨9g，青竹叶20片。1剂。

10月3日诊。

昨投清泄苦降之剂，早晨热度降至37.8℃，入午为38.2℃，三时许则已升至38.9℃，所幸大便泄泻次数颇稀，舌质退薄而赤，间作呕呃，小溲量增而色老黄，脉滑。拟苦降辛开之法。

处方：川水连2.4g，淡干姜1.8g，姜半夏4.5g，连翘壳6g，云茯苓9g，生冬瓜仁9g，淡黄芩6g，飞滑石（包）12g，银花炭9g，新会皮4.5g，广郁金4.5g，姜汁制竹茹4.5g，陈莱菔缨9g。1剂。

10月4日诊。

今晨热度低峰仅有37.5℃，午后三时亦不过38.2℃，大便已秘，舌苔质赤，根后黄腻，小溲犹嫌量少，胸次仍有欠展之症，脉滑而数候颇减，势态平缓，再以前法加减，以冀热势逐降。

处方：淡黄芩6g，忍冬藤9g，连皮苓9g，广郁金4.5g，新会皮4.5g，连翘壳6g，生冬瓜仁9g，焦山栀4.5g，佩兰梗4.5g，姜汁制川水连1.8g，飞滑石（包）12g，陈莱菔缨6g，车前草（洗）1株。1剂。

10月5日诊。

早晨体温已复正常，午后热峰亦仅37.9℃，大便已实，小溲增量，知饥思谷，舌质薄赤中心略干，脉已冲缓，病状颇趋平顺，续予廓清余热，促起胃运。

处方：淡黄芩6g，生冬瓜仁9g，连皮苓9g，橘白4.5g，广郁金4.5g，忍冬藤9g，清水豆卷9g，飞滑石（包）9g，川通草3g，山淡竹叶4.5g，生苡仁（后下）9g，鲜佩兰叶10片。2剂。

10月7日诊。

热度在日晡时仅有37.4℃，苔已匀润，脉象冲缓，知饥索谷，睡眠亦好，惟大便秘结三日，今晨得行溏酱之粪，余浊续排固佳，当谋清廓。

处方：生冬瓜仁9g，连皮苓9g，橘白4.5g，清水豆卷9g，省头草4.5g，枳壳4.5g，采云曲9g，生谷芽9g，生苡仁（后下）9g，西砂壳3g，炒枯芩3g，青荷梗（去刺）1尺。2剂。

10月9日诊。

热度午后恢复正常，新苔萌生，食欲展拓，大便续行，小溲微黄，午夜醒后口腔干渴少津，是胃液未充，予增复醒健。

霍石斛6g，生熟谷芽各9g，穞豆衣6g，炒银花4.5g，生炒冬瓜仁各9g，生熟苡仁各9g，连皮苓9g，橘白4.5g，炒元参4.5g，省头草4.5g，冬桑叶4.5g。2剂。

药后唇口津润，热度未见上升，食纳如常，继续调治1周诸症皆平。

【按】外感湿邪，先投发散，热度因汗暂挫，旋即复起，再汗不解，此为外邪已去，而温邪作祟，拟温病之法治之。以自制青蒿白薇汤清泄宣化获小效，虑其湿与热搏较著，更仿三仁汤之意清泄苦降并施，辗转加减方获痊愈。

医案2：顾某，6月3日诊。

伤寒病已至3周，食物不慎而致复燃，身热高达40℃，胸痞板痛，舌糙，大便艰行，小溲短赤热，有结胸之险，脉象洪数，但3周病期不宜剧攻，仅取苦降辛开，化浊泄热，得效方吉。

处方：川水连2.4g，制川朴3g，淡黄芩6g，知母6g，焦山栀6g，白薇6g，连心翘6g，炒瓜蒌实12g，炒枳壳6g，飞滑石（包）12g，忍冬藤9g，活水芦根（去节）30g，青竹叶20片。1剂。

6月4日诊。

药后大便得行瘦小粪条，足证是食滞胃肠，化燥结胸，以致神烦起坐，小溲赤浊，谵语昏昧，脉搏数疾无伦，势颇险恶，有肠疡出血、湿热上蒙之厄，勉拟解毒清营安脑之法，以冀万一之幸。

处方：生石膏（碎）30g，川水连2.4g，淡黄芩9g，生银花9g，连心翘4.5g，知母9g，元参心9g，细生地9g，飞滑石（包）12g，焦山栀9g，活水芦根（去节）6g，青竹心20支。1剂。另至宝丹1粒，药前竹心汤下。

6月5日诊。

热势退降，神志转清，大便续行焦黄溏酱之粪，自述胸次宽展下移，腹满微痛，苔黄，脉能趋静，小溲略淡，结胸之症小退，但肠肿易溃，防出血之险，以昨法减轻其制，进求续效方可脱危。

处方：生银花9g，淡黄芩6g，川水连2.4g，连翘6g，生冬瓜仁12g，元参心9g，焦山栀6g，广郁金4.5g，山苦参6g，飞滑石（包）12g，淡竹叶3g，生石膏（先煎）15g，车前草（洗）1株。1剂。

6月6日诊。

热降神清，胸次赤疹白痱均透，通体汗润，大便续行溏酱，小溲亦淡，脉搏趋和，与热型可成正比，惟以高热持久，阴津水液受灼过度。当谋清热护阴，佐以解毒。

处方：生冬瓜仁9g，生银花9g，飞滑石（包）9g，淡黄芩6g，粉赤芍4.5g，川通草3g，广郁金4.5g，山苦参4.5g，大生地9g，玄参9g，焦山栀4.5g，连心翘4.5g，山淡竹叶6g，车前草（连根洗）1株。1剂。

6月7日诊。

热平神清，睡眠能实，汗润肤和，惟纳饮量多，自是水津被耗而取代偿，舌苔黄燥，小溲通畅，大便续行，腹部间作微痛，拟清肠复液。

处方：生冬瓜仁9g，连皮苓9g，生银花6g，橘白4.5g，淡黄芩4.5g，生谷芽9g，广郁金6g，山苦参4.5g，川通草3g，佩兰叶4.5g，淡竹叶3g，车前草（洗）1株。1剂。

6月8日诊。

赤疹已灭，白痱少量分布，热平神清，纳饮较多，脘次略闷，溲畅色淡，舌苔根后犹黄，脉缓，转侧较繁，腹感微痛。足证肠部气机未调，再予清肠复液，佐以益胃。

淡黄芩4.5g，生银花6g，生谷芽9g，生冬瓜仁9g，连皮苓9g，橘白4.5g，飞滑石（包）9g，焦山栀4.5g，山淡竹叶3g，生大豆卷9g，省头草4.5g。2剂。

6月10日诊。

体温正常，知饥思谷，大便未行，舌苔犹存黄腻，脉缓，病已大愈，仅以醒胃为治。

炒大豆卷9g，炒谷芽9g，炒冬瓜仁9g，生苡仁（后下）9g，采云曲6g，梗通草3g，西砂壳3g，橘白4.5g，连皮苓9g，炒枳壳6g，炒瓜蒌壳6g，佩兰梗6g。2剂。

药后纳增苔净，湿热已除。为防余焰复燃，继以清醒胃气之剂稳妥以治。

【按】病起于伤寒后食复，食积于内，热陷成温。初起不宜剧攻，暂取苦降辛开之法。热度不降，加入重剂石膏甘寒清热生津。热退神清后为防高热伤津、苦寒劫阴之变，时时以“护阴”为念。诸恙渐愈，再取醒胃之品以顾护中焦脾胃，以免复燃。

医案3：汪某，1949年7月29日诊。

热势稽留（38.5℃），经周不得化解，剧于日晡，大便秘结，欲行不得，腹部按之热甚，口渴不欲饮，舌苔微布黄腻，脉象弦数。是湿蕴化温，期入两周，拟事清泄。

处方：青蒿珠4.5g，白薇4.5g，炒瓜蒌仁6g，鸡苏散（包）9g，炒枳壳12g，淡黄芩4.5g，焦栀炭6g，赤茯苓9g，忍冬藤9g，广郁金4.5g，甘露消毒丹9g。1剂。

7月30日诊。

药后热势与昨日同一时间相较，能挫降0.3℃（38.2℃），高峰热仍在日晡，大便欲行未果，食欲尚好，颇思进纳，切需慎食，勿助菌毒滋蔓，苔不过厚，脉象滑数。症情平，以昨法加减。

处方：炒瓜蒌壳 6g，火麻仁（去壳）9g，地枯萝 9g，广郁金 3g，青蒿梗 4.5g，淡黄芩 4.5g，连翘 4.5g，焦山栀 6g，鸡苏散（包）9g，炒枳壳 4.5g，连皮苓 6g，忍冬藤 9g，山淡竹叶 3g。1 剂。

7 月 31 日诊。

热峰小挫，大便犹未通行，舌苔仍腻，知饥思谷，是胃有蕴热征兆，非正常可比，切须慎食，脉大，小溲赤浊，予黄芩滑石汤加味。

处方：淡黄芩 6g，飞滑石（包）9g，连皮苓 9g，白薇 6g，焦山栀 6g，忍冬藤 6g，川通草 3g，连翘 4.5g，青蒿珠 4.5g，炒瓜蒌壳 6g，细木通 2.4g，山淡竹叶 4.5g。1 剂。

热退便行，胃渐纳谷，嘱其慎食以巩固疗效。

【按】湿热蕴结于内，湿为阴邪，热为阳邪，热结于里而身热，湿郁于热中则口渴不欲饮，腹部按之热甚。无形之热，有形之湿，相持不化，拟事清泄，青蒿白薇汤加减，继合黄芩滑石汤之意组方。白薇、青蒿继清余热，滑石、炒苓淡渗分消，利湿于外。湿去热清，气机畅行，诸症自然而却。

医案 4：黄某，1949 年 7 月 29 日诊。

暑湿内蕴，热势稽留历十有二日，未经治疗，面色萎黄，舌苔偏半厚滞，脉息数，大便溏，日行一次，切须慎食静卧，防其剧增。治予解化清利。

处方：山苦参 6g，炒黄芩 4.5g，飞滑石（包）9g，川通草 2.4g，焦栀炭 6g，生冬瓜仁 6g，广郁金 4.5g，赤茯苓 9g，枳壳炭 4.5g，炒苍术 4.5g，陈莱菔缨 9g，甘露消毒丹 6g。3 剂。

8 月 2 日诊。

热势挫降，二便通利，神态安和，脉象已脱数，苔匀，症情退减，仍须慎食，静待热复常温。

处方：生冬瓜仁 9g，淡黄芩 4.5g，生大豆卷 9g，连皮苓 9g，炒银花 4.5g，飞滑石（包）9g，采云曲 6g，梗通草 2.4g，炒枳壳 4.5g，连翘 4.5g，焦山栀 4.5g，鲜佩兰叶 10 片。3 剂。

8 月 17 日诊。

伤寒新愈，饮食不慎致再燃再发，热势上午即高至 39℃，大便溏泄，舌苔腐褐，脉滑而数，势颇剧急，因抗力已弱，肠部湿热复起，殊为可虑。

处方：焦山栀 3g，炒枯芩 4.5g，连翘 3g，连皮苓 9g，制川朴 3g，鸡苏散（包）9g，焦楂炭 4.5g，炒枳壳 4.5g，大腹皮 4.5g，广藿梗 4.5g，地枯萝 9g，生冬瓜仁 12g。1 剂。

8 月 18 日诊。

自觉胸次较展，神态略爽，热势小挫与昨同时相比下降四点，大便实，仍思纳谷，舌苔退薄，略滞，微黄，脉象微数，拟前法增损。

处方：淡黄芩 3g，飞滑石（包）9g，青蒿珠 4.5g，白薇 4.5g，焦山栀 6g，连翘 4.5g，焦楂炭 3g，薄荷梗 2.4g，大腹皮 4.5g，川通草 2.4g，山淡竹叶 3g，陈莱菔缨 6g。1 剂。

8 月 19 日诊。

热复稽留，大便由固结转为稀溏，连续数次，舌苔黄滞，脉象滑数。是肠热再燃，抗力较弱，尤应注意看护。

处方：山苦参 4.5g，广郁金 4.5g，飞滑石（包）9g，淡黄芩 4.5g，炒枳壳 4.5g，川通草 2.4g，云茯苓 6g，焦神曲 6g，白薇 4.5g，连翘 4.5g，泽泻 4.5g，车前草（洗）2 株。1 剂。

热度小挫，大便实，苔复退薄，脉象仍滑，余热留恋，续制小剂调治而愈。

【按】暑湿内蕴，暑为火热之邪，热势较重，治当清利，入黄芩、滑石清热化湿。后期饮食不慎再燃，热势颇炽，便溏、苔腐、脉滑而数为一派湿热复起之证，药用焦山栀、炒芩、连翘苦寒重剂以泄里热、燥内湿；藿梗、川朴、鸡苏散芳香化浊，燥湿理气，使湿除而气机流畅。俟热退后改以白薇、青蒿以清热透邪，以防大剂苦寒过用伤阴之弊。

医案 5：朱某，9 月 2 日诊。

病程已历 9 日，热度稽留有汗不解，最高峰达 40℃，今晨测见 39.5℃，面色困顿，呛咳无痰，舌苔厚腻，脉搏徐缓，大便排行不畅，检查白细胞总数 6000，据述经注射奎宁及青蒿素而热不了撤，肠热并发气管炎，亟拟清泄之剂主治。

处方：青蒿梗 6g，白薇 6g，生桑白皮 9g，金沸草（包）6g，生黄芩 6g，浙贝母 6g，焦山栀 6g，飞滑石（包）9g，忍冬藤 6g，广郁金 6g，枇杷叶（去毛）2 片，山淡竹叶 6g。1 剂。

9 月 3 日诊。

昨服清泄之剂，热势至午夜后逐次挫退，今晨仅测得体温36℃，尤以舌苔边尖渐退，中部堆厚而色转老黄，大渴烦饮，小溲通利，大便能实，脉搏较起，惟呛咳不除，气息犹粗，是并发肺热症状，步原法求进，以冀赓效。

处方：金沸草（包）4.5g，生黄芩4.5g，浙贝母6g，薄橘红4.5g，广郁金4.5g，青蒿梗4.5g，白薇4.5g，飞滑石（包）9g，忍冬藤6g，连心翘4.5g，山淡竹叶4.5g，枇杷叶（去毛）2片。1剂。

9月4日诊。

热度上午已得纯清，舌苔匀净，神态安和，大便行正黄色之条粪，渴饮已减，惟咳嗽未除，胸次现布白痱，腹部柔软，小溲畅行，症势大退，予清肺整肠。

处方：浙贝母9g，广郁金6g，飞滑石（包）9g，赤茯苓6g，金沸草（包）6g，薄橘红6g，忍冬藤6g，生冬瓜仁9g，生苡仁（后下）9g，甜杏仁4.5g，枇杷叶（去毛）2片。2剂。

9月6日诊。

热已纯解，胃纳展拓，索谷甚急，舌心略显黄腻，惟咳嗽未除，所幸气息能平，痰可流活，神态安适而活泼，拟清肺整肠两治，以冀肃净。

处方：浙贝母6g，甜杏仁6g，炒谷芽9g，生冬瓜仁9g，云茯苓6g，橘白6g，生苡仁（后下）9g，蒸百部6g，粉甘草2.4g，焦六神曲6g，稆豆衣6g，枇杷叶（去毛）2片。2剂。

咳减而未愈，大便转实，继以原方加减，数周咳止而告痊愈。

【按】夏季湿热郁蒸，脾胃气弱，水谷运化不健，湿著内蕴为热。肺与大肠相表里，邪气犯肺，必生咳嗽喘促。“诸病喘满，皆属于热。”缘于湿热，治当清泄，药用青蒿、白薇、金沸草、黄芩清热透邪，滑石、山栀清热利湿。身热得降，湿亦借白痱外达。湿与热解，方转清肺宁咳、利湿整肠为治。

医案 6：刘某，8 月 23 日诊。

身热一周，体温 39℃，头痛肢痹，苔腻脉数，口渴溲黄，拟宣解法。

处方：午时茶 9g，鸡苏散（包）9g，连翘 4.5g，连皮苓 9g，广郁金 4.5g，白菊花 4.5g，川通草 2.4g，炒枳壳 3g，焦山栀 4.5g，青荷叶 12g。1 剂。

8 月 24 日诊。

壮热 39.9℃，舌尖红赤，烦渴引饮，大便幸通，小溲黄浊，汗欠通润，亟予清泄。

处方：生银花 9g，生黄芩 4.5g，连翘 6g，益元散（包）9g，焦山栀 6g，冬桑叶 9g，青蒿珠 4.5g，川通草 3g，白薇 6g，淡竹叶 4.5g，活水芦根（去节）18g。1 剂。

8 月 25 日诊。

热峰小挫，日晡体温 39.4℃，大便未行，小溲黄浊，纳饮较多，尿量亦增，舌尖及边缘赤色，水津尚润，拟育津退热。

处方：生银花 9g，飞滑石（包）12g，生黄芩 6g，川通草 3g，连翘 6g，知母 3g，焦山栀 6g，赤茯苓 9g，泽泻 6g，淡竹叶 4.5g，活水芦根（去节）30g。2 剂。

8 月 27 日诊。

热势已退，日晡体温仅 38℃，大便未行，夜分能睡，烦渴需饮，知饥思谷，舌质红赤，脉犹数疾，再以清泄之剂续治。

处方：连翘 4.5g，生银花 9g，焦山栀 6g，飞滑石（包）9g，生黄芩 4.5g，梗通草 2.4g，生冬瓜仁 9g，赤茯苓 9g，山淡竹叶 4.5g，车前草（洗）1 株。2 剂。

8 月 29 日诊。

午后体温 38.4℃，大便得行 1 次，小溲通利，舌苔通薄，脉数，知饥索谷。切须谨慎，不可进纳固形物质，续予清解之剂。

处方：生银花 9g，生黄芩 6g，飞滑石（包）12g，连翘 6g，焦山栀 6g，知母 6g，生冬瓜仁 12g，冬桑叶 6g，青竹叶 20 片，活水芦根（去节，先煎代水）30g。2 剂。

8 月 31 日诊。

二便通利，上午热平，日晡 38℃，苔能匀退，知饥索谷，但脉仍数疾，腹部有时作痛，须小心静卧，安度 3 周即佳。

处方：生银花 9g，山苦参 6g，广郁金 6g，生黄芩 6g，生冬瓜仁 9g，知母 6g，连翘 6g，飞滑石（包）12g，梗通草 3g，细木通 3g，青竹叶 20 片，活水芦根（去节，先煎代水）30g。4 剂。

9 月 5 日诊。

热势逐降，知饥索谷，脉有微数，是病情能复，犹未彻愈，以小心静卧为得。

处方：生黄芩 4.5g，飞滑石（包）12g，生冬瓜仁 9g，细木通 2.4g，连翘 4.5g，生银花 9g，茯苓皮 9g，焦栀炭 6g，广郁金 6g，青竹叶 20 片，车前草（洗）1 株。3 剂。

【按】外湿在表，内热渐炽，先以宣表达邪，反见热势弛张，便知湿与热混，二者淹缠。治取清泄，分解湿热以挫热峰。得效，继以清解贯彻诊治全程。

小结：湿温病，湿为阴邪，热为阳邪，湿与热合，阴阳交混，诸症起伏。治疗时当分清湿与热的孰轻孰重。湿热两炽者，周师擅取苦降辛开为法，仿泻心汤、连朴饮、三仁汤等组方施治，表里分消，清热于湿中，渗湿于热外，湿热两分而使病解。热重于湿者，喜入白薇、青蒿等轻清透达药物，透热于湿外。若湿宣而热势转炽者，佐入辛凉清泄之品。后期阴液受劫，症见阴伤之症者，则不必囿于湿温忌润一说。案一病起于外湿入内，久而蕴热，湿热蕴结肠腑，症见大便异常，治当淡渗利湿、清泄分化为法，利小便以治湿，得效后仍当顾阴复液以善其后；案二食伤脾胃，湿热郁遏，化燥结胸，以致神烦起坐、谵语昏昧、脉搏数疾无伦，势颇险恶，有肠疡出血、神经中毒之危象，故急以解毒、清营、安脑，后期症情稳定，因高热持久，津液受灼过度，当谋清肠复阴；案三湿蕴化温，湿热俱盛，以清热利湿为贯彻始终，有一分湿则化一分湿，有一分热便清一分热，得效继进；案四暑湿内蕴，转为湿温，因余邪不尽而致食复，故切须慎食静卧，治以清化湿热，不可过戕正气；案五病程日久，热势稽留，湿热相蒸，汗出而热势不退，因肺与大肠相表里，热壅肺气，湿蕴肠腑，治以清肺整肠；案六热势较重，初起客于肌表，拟事宣解，邪渐入里，热势渐炽，治当育阴退热，兼顾清利。此六案病同而治法各有侧重，缘于病机有异也。

9. 风温案

风温是感受风热病邪所引起的急性外感热病。初起以发热、微恶风寒、咳嗽、口微渴等肺卫症状为其特征，多发于春冬两季。

风温之名，首见于《伤寒论》：“若发汗已，身灼热者，名曰风温”。但其所指是热病误汗后的坏证。至《类证活人书》明确提出了“风热相搏，即发风温”，其治“不可发汗”。本病的病因为感受春季或冬令风热之邪。春季风木当令，气候温暖多风，阳气升发，素禀不足之人，或因起居不慎，即可感受风热病邪，着而成病。叶天士所说：“风温者，春月受风，其气已温。”风温四时皆有，以冬春为多。外感风热病邪，从口鼻而入，肺位居高，首当其冲，所以本病初起以邪在上焦手太阴肺经为病变中心。由于肺主气属卫，与皮毛相合，卫气敷布于皮毛，因而病变初起即出现发热、恶风、咳嗽、口微渴等肺卫证候。如肺卫之邪解，则其发展趋向大致有两种情况：一是顺传于胃；一是逆传心包。叶天士谓：“温邪上受，首先犯肺，逆传心包。”凡邪热顺传于胃，由卫转气，壅阻肺气，郁于胸膈或传入阳明，多呈阳明邪热炽盛之证；如邪热逆传心包，内陷心营，则必见神昏、谵语等神志证候。病变过程中易于化燥伤阴，尤多见肺胃阴伤表现。后期邪传下焦，则可产生肝肾阴伤的病理表现。在辨证时，首先应辨别卫、气、营、血的不同阶段，同时要详审虚实的转化。本证的治疗原则为泄热透邪，顾护阴液。初起邪在肺卫，治以辛凉解表、疏风泄热；邪传气分，治以清气泄热为主，合以宣肺、化痰、凉膈、开结等法；热在营血，治以清营凉血；热闭心包，合以清心开窍；热盛动风，兼以凉肝息风；至本病后期，邪热已退而肺胃津伤未复时，则宜甘寒清养肺胃之阴为主；病程中正气暴脱，又当及时采用益气固脱之法。

医案：吴某，女，1951年2月21日晨诊。

咳嗽，高热39℃，声音嘶哑，神疲，迷昧欲睡，面色青紫，舌苔黄糙质白，腹胀便溏，病期业经四日，显示热毒侵肺，深虑心脏受邪，势颇重险，勉拟麻杏石甘汤加味，得效方吉。

处方：麻黄（不去节）2.4g，整杏仁 6g，生石膏 9g，粉甘草 2.4g，浙贝母 4.5g，远志根 3g，九节菖蒲 2.4g，鲜枇杷叶（去毛）1 片。1 剂。

1951 年 2 月 22 日午前诊。

服麻杏石甘汤后，热势涣散下降，测见 37.9℃，音声圆润，咳时起扬，面色不复青紫，神态爽朗，惟大便仍属溏薄，橘滓不化，依然排出，腹胀不消，舌心犹溃，厚苔，是肺之症状轻减，而肠胃犹病，续以清肺运肠为治。

处方：杏仁 6g，远志 3g，焦神曲 7.5g，浙贝母 4.5g，桔梗 4.5g，炒枳壳 4.5g，前胡 4.5g，薄荷 2.4g，薄橘红 4.5g，炒枯芩 3g，陈莱菔缨 6g。1 剂。

咳止，大便稍溏，腹胀已消，苔退转薄。继以清肺运肠，3 剂而安。

【按】温邪上受，邪毒过盛，正气不支有逆传心包之势，为防邪闭内脱之变，先急予辛凉重剂清热宣肺，仿麻杏石甘汤加入化痰清热之味，以解痰热互阻肺胃之急。药后热势得降，邪热亦有外泄之机，然肺热尚存，脏腑同病，故继以清肺运肠而收功。

10. 目中不了了，睛不和案

《伤寒论》252 条：“伤寒六七日，目中不了了，睛不和，无表里证，大便难，身微热者，此为实证，急下之，宜大承气汤”。这条经文在无表里证、大便难、身微热，而目中不了了、睛不和的情况下，断为实证，毅然地采用了急下法，选取了大承气汤，有其特殊见解。一般看来，既不是不大便，也不是大便闭，而仅仅是大便难；不是壮热或潮热，而仅是身微热。以此断为实证，主要是抓住了目中不了了，睛不和的主证要点，须急下存阴。但是目中不了了、睛不和，何以是实证？何以须急下？这就需要一定的理论来分析。张隐庵论之最当，他说："此为悍热之气循空窍而上炎者。"并以《灵枢·动输》为据，如说："胃气上注于肺，其悍气上冲头者，循咽上走空窍，循眼系入络脑，出颇，下客主人，循牙车，合阳明，并下人迎，此胃气别走于阳明者也，故阴阳上下，其动也若一。目中不了了，乃悍热之气循眼系而上走空窍。睛不和者，脑为精髓之海，百髓之约为瞳子，悍热之气循眼系而入脑，故睛不和。大便难而无燥屎，身微热而非壮热，故曰无表里证。实证在里而悍气独行于上，故谓之实。设下之不早，有脑膜燥裂而死者，故当急下。"曹颖甫甚赞此说。按阳明实证一般规律，是在痞、满、燥、实四证兼备的情况下运用大承气汤，如不以大便秘结、胸痞腹满或潮热烦渴为依据，而是掌握目中不了了、睛不和的特征，使用大承气汤，釜底抽薪，解救劫津伤阴，达到挽回危亡的目的，这就显出它的特殊性，说明经脉通路与疾病的关系。

医案：陈某，男，30岁。于夏秋间患暑湿病已20余日，壮热已退，大便从溏泄转为秘结，浊苔不脱，不思谷食，忽自感视物昏糊，目中不了了，以手拭目不休，次日即陷入昏迷状态，家属急来邀诊。诊察时除上述症状外，视其目，睛不和，按脉甚数，呼之能应。此与《伤寒论》条文相符合，因失下所致，断为实热上犯清空，乃阳明证，不作厥阴神昏论治。迳书方如下：大黄、芒硝、枳实、瓜蒌仁、元参、芦根等，药后便通，神志遂清，目睛亦和，续服养阴增液剂，如石斛、麦冬、元参、银花、天花粉、竹叶等品，调理而愈。

【按】中医临证时运用的因、证、脉、治，有其一贯性。如本例浊质潴留肠部，蒸酿蕴热为因。其悍热之气，循经而上炎，由阳明径路上犯清空，则目中不了了、睛不和，是为实证，若失治则可导致脑膜燥裂而死亡的危险，采用大承气汤急下存阴为治。

说明了经络路线与病变表现的一致性，运用方药的规律，随着病理机转的改变有其一般性和特殊性。

杂 病

1. 胃痛案

慢性胃炎、溃疡病属于中医学“胃痛”“胃胀”“胃痞”“嘈杂”等病证范畴。其病变机理不一，常见中虚气滞证、肝胃不和证和胃阴不足证，可兼见湿阻、郁热、血瘀、食滞、胃寒、阳虚等，诸多因素多相兼为患形成虚实夹杂证。治疗总以一“通”字为主，可辨证选用益气和胃、疏肝和胃、滋阴养胃等法。

医案 1：鲍某，男，34 岁，南京人。

主诉：胃病已数年，曾在市立直属医院诊断为消化性溃疡，经治未效。当时胃痛有烧灼感，1 小时发作 1 次，痛得食则安，尤以食糖感觉舒服。

处方：粉甘草4.5g，大麦冬12g，生白芍7.5g，云茯苓9g，橘白9g，煅瓦楞子12g，蜂蜜1勺和服。3剂。

4日后诊。

药后疼痛减轻，精神亦佳，睡眠正常，大便微溏。

处方：前方加冬瓜仁9g，炒谷芽12g，去白芍，蜂蜜减半，连服5剂。

10日后诊。

药后疼痛已止，知饥贪食，大便溏泄，胃部仍有烧灼感。

处方：茯苓9g，橘白9g，粉甘草1.8g，炒冬瓜仁12g，炒谷芽12g，煅瓦楞子12g，生白术3g，乌梅3g。5剂。

15日后诊。

药后症状基本消失，继以下方巩固药效。

处方：云茯苓9g，橘白9g，甘草1.8g，枳壳6g，乌梅6g，麦冬9g，谷芽12g。

【按】久病胃阴被耗，津液虚少，不能濡润胃腑，融化水谷，而致胃之受纳、腐熟失常，胃气通降不利，从而反映出一派胃阴虚症状。此时若予辛香醒脾健胃之剂，不但胃纳少有甦醒之机，且因药性燥热，反而愈加耗伤阴液。可从其病理表现着眼，采用养阴安胃为大法，具体择药可取酸味与甘味相合，一敛一滋，从而两济其阴。初起用白芍、甘草、大麦冬、蜂蜜等以甘寒柔润，佐入橘白理气醒胃而不辛燥，以防阴柔碍胃。得效痛减后，加入乌梅酸味敛阴生津，取其酸甘化阴之义，同时伍入冬瓜仁清养胃气。

医案2：宋某，男，1972年6月19日初诊。

1971年8月25日钡透示：胃下垂，十二指肠球部溃疡。

脘部隐痛，规律性发作，喜温畏寒，大便干溏不一，色泽尚正黄，无隐血，视苔淡白，脉细。此为气失流畅，郁滞不宣所致，目前以缓和疼痛为主，取温中调气之品组方观效。

处方：九香虫 3g，甘松 3g，老木香 3g，肉桂 1.2g，制香附 9g，元胡索 9g，郁金 9g，当归 4.5g，佛手花 6g，徐长卿 9g，制乳香 6g，炒谷芽 12g。5 剂。

1972 年 6 月 25 日诊。

痛减，大便日二行，按脉缓。

处方：加干姜 3g，玫瑰花 2.4g，去郁金，佛手花改用佛手片。7 剂。

1972 年 7 月 1 日诊。

痛得小减，时间亦缩短，痛处放射至后背，舌端前半苔退匀，新生萌茸，按脉略起能耐指，大便尚可，睡眠或差或好。

处方：肉桂 1.2g，干姜 3g，玫瑰花 2.4g，元胡索 9g，制香附 9g，佛手片 4.5g，炒谷芽 12g，黑芝麻 12g，徐长卿 9g，合欢皮 12g。5 ～ 10 剂。

白及粉 30g，每次用 3g，和入藕粉加蜂蜜或葡萄糖粉冲服，每日 2 次。

1972 年 7 月 9 日诊。

症情与前次相较，痛仍未解，最近纳谷量少，夜分睡眠较差，一则因气候炎热，一则因烦虑较多，所好大便正常，色黄，隐血试验（－），舌苔匀净，水津尚充，不渴饮，按脉流利，据状首当考虑疼痛虽缓而未彻止，自属溃疡深沉之咎，仍步前议调整其制，冀痛定纳增方是机转。

处方：肉桂 1.2g，玫瑰花 2.1g，生熟谷芽各 2.1g，橘白

9g，元胡索 9g，干姜 2.4g，徐长卿 9g，九香虫 3g，佛手片 4.5g，太子参 9g。5 ～ 10 剂。

制乳香、制没药炒去油各 9g，每次进服 0.9g。

1972 年 7 月 13 日诊。

处方因缺药未能配齐，推迟进服，今诊脉象缓和平匀，视苔颇能匀净津润，睡眠较实，大便通行，排量较少，无隐血，疼痛小缓，须巩固初效，并进一步谋求溃疡愈合，但不求过速，就前议疏方续观。

处方：肉桂 1.2g，玫瑰花 2.1g，生熟谷芽各 2.1g，橘白 9g，徐长卿 9g，九香虫 3g，元胡 9g，干姜 1.8g，佛手片 3g，太子参 9g。10 剂。

另白及粉 60g，服法如前。

1972 年 7 月 23 日诊。

药后尚合，脘痛阵作，每日有 2 次，均在食后约 2 小时，发作时间亦缩短，但食量仍少，睡眠尚可，综合夜晚及午睡可得 6.5 小时，大便色黑，须随时作隐血试验观察，或为药色，或为隐血，以求确定。视苔微腻罩黄，按脉缓静，精神尚可，拟步前议续进。

处方：肉桂 0.9g，玫瑰花 2.1g，炒谷芽 12g，橘白 9g，元胡 6g，穞豆衣 9g，佛手片 3g，徐长卿 9g，炒白芍 6g，太子参 9g，黑芝麻 12g。14 剂。

另白及粉 30g。

1972 年 8 月 5 日诊。

原胃小弯切迹处溃疡，今复查病变有明显好转，龛影明显缩小，在透视下，几乎不能见到，俯卧位摄片显示，余位置均不能见到，胃黏膜正常，球部充盈好。原方 10 剂。

1972 年 9 月 20 日诊。

症情稳定，纳谷增加，大便正常，色黄成条，每日早晨排行1次，视苔匀净，脉息缓和。钡透复查原小弯龛影已趋消失，胃黏膜呈普遍增粗。结果：胃小弯溃疡已疤痕化，有肥厚性胃炎。仍须着重调胃健中，徐图恢复。

处方：茯苓12g，炒白芍9g，制半夏6g，砂壳3g，青木香3g，炒黄芩6g，徐长卿9g，橘白9g，姜竹茹9g，黑芝麻12g，合欢皮12g。10剂。

症情平稳，10剂后自行停药，胃痛亦未再发。

【按】本案为中虚胃寒证，症见脘痛、喜温畏寒、舌淡脉细。药用肉桂温中，再入一组调气行气药，使胃得温而气畅血行。因其大便干溏不一、脉缓，当为兼见脾虚之象，顺势再加干姜，一则助肉桂之力，一则温健脾阳，胃痛得以大缓。因气候转热，转以调胃健中为大法，巩固疗效。

医案3：叶某，男，51岁，1976年5月8日初诊。

经常性脘腹疼痛，不泛酸，不呕吐，大便日行一二次，过去习惯间日1次。经胃部内窥镜检查确诊为萎缩性胃炎，病位在胃窦部。今诊脉象弦劲，舌质红苔薄，口干，晨起小溲黄浊。触诊肝体较大，但肝功能检查无异常。综合症情为肝胃同病，拟和肝益胃为图。

处方：生谷芽9g，玫瑰花2.4g，炒白芍9g，炙甘草4.5g，乌梅4.5g，茯苓12g，佛手片3g，麦冬9g，八月札9g，石斛12g。5剂。

1976年5月13日。

药后尚合，连续服至8剂，无不适感，惟睡眠仅得三四个小时，有欠酣实。晨起依然口苦而干，舌质亦赤，苔布薄黄。小便黄浊，大便日一二行，脘腹痛大减，脉搏转趋冲和，弦劲之征好转，原法不变，略作调整其制。

原方加五味子 3g，石斛改用鲜石斛 21g，续服 5～10 剂。

1976 年 5 月 18 日诊。

据述在 5 月 14 日发现大便泄泻，而未停服前方，曾去朝阳医院诊视，给服痢特灵，延今仍未治愈。前数日低烧逐次上升至 39.7℃，刻已下降，此为感染所致。视苔尚净，脉态疲乏无力，亟以运中分利。

处方：炒白术 6g，茯苓 9g，车前子（包）9g，马齿苋 15g，焦六曲 12g，猪苓 6g，大腹皮 6g，藿香 6g，泽泻 9g，炒大豆卷 9g，佩兰 6g。5 剂。

1976 年 5 月 24 日诊。

服前方后，大便即转正常，目前无其他不适反应，体温已复正常，复循前议，续观察肝胃证情。

处方：生谷芽 2.1g，玫瑰花 2.4g，炒白芍 9g，炙甘草 3g，五味子 2.4g，乌梅 4.5g，茯苓 9g，太子参 9g，八月札 9g。5 剂。

1976 年 5 月 31 日诊。

近日脘部无不适，大便日二行，溏濡未克成条，今视苔净润，水津尚称，脉亦冲缓耐指，惟求巩固前效。

处方：原方加炒六曲 12g，5 剂。

1976 年 6 月 21 日诊。

停药半月，症情尚平，自觉有胃体下垂感，在剧烈运动后右胁部隐痛，舌质红，微布薄黄之苔，脉弦，所好小便正常，口苦亦解，再从肝胃两治。

处方：乌梅 4.5g，玉竹 9g，茯苓 9g，五味子 3g，炙甘草 3g，太子参 9g，升麻 2.4g，麦冬 9g，炒白芍 6g，生楂肉

9g。5剂。

药后右胁部不适大减。

【按】本案症见经常性脘痛、脉弦、舌红苔薄，余无他症可辨。当为肝胃同病，以自拟谷玫六陈煎加减，疏肝和胃。中途因感染所致泄泻，则另作应时之举，泻止后复转正途续治而平。

医案4：谢某，女，42岁。南京巡龙桥8号。1973年2月20日初诊。

胃病起自去年10月，先是脘腹胀满，嗣即疼痛，不泛酸，不吐，大便尚正常，纳谷衰少，作胃液分析，酸量不足，视苔淡白，有黏液上布，嗳气偶作，按脉缓怠，劳累后则腰酸。综合症情从益胃健中，增强酸液主之。

处方：太子参21g，乌梅4.5g，生楂肉9g，五味子3g，炙甘草3g，橘白9g，玉竹9g，川断9g，桑寄生12g，穞豆衣9g。5剂。

1973年2月27日诊。

药后胃纳略展，知味思谷，但不能多量，食后有胀满感，近在月汛将潮之前，腰酸，苔薄脉细。就前议增益和阴之品，以适经汛之助。

处方：太子参12g，玉竹9g，当归9g，丹参9g，月季花1.5g，炙甘草4.5g，五味子4.5g，川断9g，桑寄生12g，炒白芍9g。5剂。

1973年3月5日诊。

药后经汛即行，色正量可，三日而净。胃纳逐增，舌苔匀净，脉得冲缓，病情趋向好转，仅步原法求进。

处方：太子参12g，麦冬9g，玉竹12g，生楂肉9g，乌梅 4.5g，橘白 6g，茯苓 12g，炙甘草 4.5g。5 剂。

1973 年 3 月 10 日诊。

药后效可，纳谷有加，苔脉均见恒常。原法不变，以求巩固。并观察下月汛期有无变化。

1973 年 3 月 15 日诊。

此次药后，纳谷停滞而食后不舒，有消化不良之示。视苔尚净，脉缓，余尚如前。月汛期相距在两周以后，拟助胃运为要。

处方：炙鸡金 4.5g，陈皮 4.5g，炒枳壳 6g，炒六曲 12g，炙甘草 3g，佩兰 6g，炒谷芽 12g，生熟楂肉（各半）21g，地枯萝 9g。5 剂。

1973 年 3 月 22 日诊。

药后效好，距经汛期约 1 周，用原方加和血之品继服，巩固疗效。

【按】本案胃痛以胀满为主要表现。证属胃阴不足而兼脾气虚弱，以太子参益气阴，乌梅、玉竹、五味子等酸甘化阴，滋养胃体。因临月汛之时，则加入和血之品以调冲任。阴液得复，胃得濡养，气血流行，而获良效。

2. 胃呆案

“胃呆”者即纳呆，临床表现主要是不思饮食，而无胃痛、胃胀之象，故与“胃痛”“胃胀”“痞满”有别。胃为六腑之一，与脾相合共为中焦，主受纳腐熟水谷。胃腑纳谷、磨谷的功能全赖胃中之气——阳气，“胃无消磨则不化”，其中消磨的过程即胃体之阳所体现的功能。

病案：陈某，女，1963 年 12 月 30 日初诊。

年逾花甲，素质尚健，惟以清癯之体而复操劳过恒，致胃气不展，纳谷日减，即平昔喜食之品亦不思进，所幸食后不胀，大便正常，是胃病犹未波及脾，但症见面浮，舌色不华，褐滞不生，当亟予运健胃阳以充生化之源，否则延久蔓生他变。

处方：炒潞党参6g，炒白术4.5g，茯苓12g，炙草2.1g，制半夏6g，陈皮4.5g，砂仁（连壳）2.4g，青木香1.8g，佛手花1.8g，炙鸡内金3g，焦六曲9g，香谷芽9g，加红枣3枚。3剂。

1964年1月3日诊。

症状好转，知饥，纳谷稍增，尤以舌苔萌生为可喜，但面浮仍在，前法既效，当求续进。原方3剂。

【按】患者初诊时以不思饮食，进食减少为主诉。从症状、舌象和发病年龄、诱因等方面来分析，可见胃气已虚，兼见痰浊、痰湿。治疗以香砂六君汤为基础，理气和中，健脾开胃，佐入理气而不辛燥的佛手花、谷芽等以和胃助运。药后症状改善，舌苔转佳，药证相合，病情渐愈。

3. 便秘案

便秘，是指大便闭结不通，排便时间延长，或欲大便而艰涩不畅的一种病证。周老认为便秘在临床上有各种不同的表现，或大便次数减少，常三五日、七八日大便1次，甚则更长时间，多数粪质干硬，排出困难，且伴有腹胀、腹痛、头晕、头胀、嗳气食少、心烦失眠等；或排便次数不减，但粪质干燥坚硬，排出困难，常由于排便努挣导致肛裂、便血，日久引起痔疮等；或粪质并不干硬，也有便意，但排出不畅，排便无力，排便时间延长，常出现努挣汗出、乏力气短、心悸头晕等症状。

便秘的病因是多方面的，素体阳盛，或热病之后，余热留恋，或过食醇酒厚味，或过食辛辣致肠胃积热；或忧思过度，情志不舒；或久坐少动，气机不利；或病后产后，阴血虚少；或素体虚弱，阳气不足；或年老体弱，气虚阳衰，阴寒内盛，均可导致肠道传导功能失常，发生便秘。病机为虚实两个方面，实者病机在于邪滞胃肠，壅塞不通；虚者病机在于肠失濡润，推动无力；虚实之间又可相互转化，可由实转虚，又可由虚转实，虚实夹杂。便秘主要属于肠道病变，但与脾胃肝肾功能失调关系密切。脾胃失健，气血生化乏源，气虚则大肠传导无力，血虚则津枯不能濡润大肠，阴亏则大肠干涩；肝失疏泄，气不条达，推动无力；肾阳不足，不能蒸化津液温煦肠道；肠道不畅或阻塞，皆可致便秘。

便秘的性质一般分为虚实。年轻患者以实证为多，年老、产妇、久病患者以虚证为多或虚实夹杂。治疗首先要辨清虚实。虚者扶正为主，益气、养血、温阳，辅以润肠之品；实者驱邪为主，泄热通腑，行气导滞；虚实夹杂者，分清轻重缓急，补泻兼施，以防泻之太过，大伤正气。

病案：黄某，女，54岁。1972年7月22日初诊。

胃纳不运，已十余日，自述胸脘板闷不展，大便秘结6日未行，腹胀而痛，拒按，呕逆泛吐清水，体温37.4℃，自觉有烘热感，视苔腐腻罩灰（不抽烟），按脉沉细。据状是阳明腑实证，应予通涤化浊，俾浊排则清升，胃气复苏，方有退步，爰拟承气法选药组方。家属补述，近因爱人触电，骤然死亡，七情刺激而致气郁浊阻。

处方：生大黄（后下）9g，元明粉（分2次冲服）9g，制川朴6g，炒枳实9g，槟榔6g，粉甘草3g，焦六曲12g，炒谷芽15g，陈皮3g。1剂。

下午家属来汇报，药后 4 小时，大便通行。

嘱服二煎，元明粉减半。明日星期天，继服原方 1 剂，后天复诊。

1972 年 7 月 24 日诊。

大便通行，续行数次，腹胀退瘥，便内夹有完谷不化之物，刻已停止。惟胸闷未已，舌苔滞腻未克尽化，按脉缓小，知饥思谷，但食后不舒，腹部微痛，是肠气不和，脾胃一度受戕，加之肝气拂逆，须调畅气机，清化余浊，略佐舒肝之品。

处方：佩兰 9g，广藿香 9g，青木香 3g，炒枳壳 6g，青皮 4.5g，炒六曲 12g，玫瑰花 1.5g，桔梗 4.5g，炒谷芽 15g，佛手花 3g。2 剂。

1972 年 7 月 26 日诊。

药后燥屎已下，腹痛大减，能进稀粥，今晨有饥感，进食烂饭少许，食后脘部胀满不适，伴见怕冷、无力，常矢气，大便（24 日）1 次，量少，稀沫状，昨日大便未行，小便可，苔虽稍有浊腻，较前已减轻，脉细。此乃湿浊未尽，脾运未复，肝气欠疏。治拟化湿健脾，疏肝理气。原方出入。

处方：原方改青皮为陈皮，加鸡内金 4.5g，醋炒柴胡 4.5g。3 剂。

1972 年 7 月 28 日诊。

昨晚 9 时许，大便 1 次，稀溏不成条，腹鸣，嗳气不畅，纳少，食后欠展，舌苔渐退，脉细缓。是胃肠功能未复，加之肝气横逆，前方略作调整。

处方：藿香 6g，佩兰 6g，桔梗 4.5g，焦楂炭 9g，炒枳壳 6g，陈皮 6g，玫瑰花 1.5g，鸡内金 4.5g，醋炒柴胡 3g，沉香曲9g，炒谷芽12g。3剂。

1972年7月31日诊。

病情虽定，但肠胃之气欠和，大便3日未行，时有上逆泛恶反应，疲乏无力。因纳谷不多，恢复迟缓，加之肝气怫郁，自觉脘次有冷感。拟和胃疏肝、润肠导浊主治。

处方：沉香曲9g，制香附9g，川朴花4.5g，火麻仁9g，谷芽15g，老木香3g，炒枳壳9g，青陈皮各9g，玫瑰花1.5g。3剂。

1972年8月3日诊。

大便今晨畅行，先硬后溏，解后自觉轻松。视苔退薄而匀润，脉弦。此是肝气怫郁之示，续以润肠化浊、疏肝调气主之。

处方：沉香曲9g，川朴花4.5g，炒枳壳9g，火麻仁9g，木香3g，炒谷芽12g，黑芝麻12g，陈香橼9g，香附9g，炒蒌皮9g，佩兰9g。3剂。

1972年8月7日诊。

大便须二三日方行，纳少，食后就感胀满中闷，舌苔仅余根后微腻，脉缓。此是消化不良，续以调整脾胃，舒展肝气主之。

处方：鸡内金4.5g，省头草6g，谷麦芽各6g，炒六曲12g，青陈皮各9g，藿梗6g，炒枳壳9g，焦山楂9g，怀山药9g。5剂。

1972年8月11日诊。

最近依然纳谷不展，食后饱闷，便行欠爽，不知饥饱，是肝气郁滞，胃肠功能恢复迟缓。爰取成药。

处方：（1）越鞠丸60g，日服2次，每次3g。（2）运脾合剂200mL，日服2次，每次10mL。

【按】本例患者胸脘板闷，大便闭结6日未行，症情已急。腹胀而痛、拒按，呕吐清水，体温上升，舌苔腐腻罩灰，脉沉细。四诊合参，为便秘之气秘。痞、满、燥、实俱备之阳明腑实证，即投大承气汤加甘草、槟榔、焦曲、炒谷芽、陈皮。服方，一药而通。但因七情刺激，肝气郁结，故恢复较迟，结合疏肝理气、化浊清肠，逐渐向愈。

4. 肠结案

肠结，根据临床表现，可属于“关格”范畴。周老认为，张锡纯在《医学衷中参西录》中对肠结一证论述颇详，“肠结最为紧要之证，恒于人性命有关。或因常常呕吐，或因多食生冷及硬物，或因怒后饱食，皆可致肠结。其结多在十二指肠及小肠间，有结于幽门者。其证有腹疼者，有呕吐者尤为难治。因投以开结之药，不待药力施展而即吐出也。亦有病本不吐，因所服之药行至结处不能通过，转而上逆吐出者。”按其病因、病理、症状均与现代医学所名“肠梗阻”有相符之处。肠结与便秘同属肠道疾病，症状也有相似之处，故临证需多加鉴别。首先，肠结为急性病，便秘为慢性病。其次，肠结为实证，以痛、呕、胀、闭为主要临床表现，甚者可出现吐粪的症状；便秘则有虚实之分，临床表现除大便闭结外，一般无其他不适。在治疗上，肠结以“通”为主，可用温通、苦降、润肠等方法；便秘则根据其病机不同，采用清热、行气、益气、养血、温阳等法。

医案：吴某，女，60岁。1972年5月22日初诊。

病程已历10天，起始呕吐、泄泻，经治转为便秘。经鼓楼医院灌肠而不畅排。腹部膨满，按之磊落不平，气滞嗳逆，视苔色灰而积厚，脉象弦滑。据状高年之体，正虚邪实，清浊淆乱。当以排浊为主治，佐以扶正之品。

处方：太子参9g，大黄6g，粉甘草2.4g，炒枳壳9g，煨木香3g，焦楂炭9g，青陈皮各9g，川朴4.5g，鸡内金9g。2剂。

医嘱：服第一剂后如大便排行通畅，腹胀减，则停后服。

1972年5月23日诊。

家属来述，大便未通而上逆吐粪，是肠梗阻之确症。

处方：原方加蜣螂虫9g，入前方煎服。

医嘱：如痛剧，随送急诊。

下午家属来述，服第二剂加味方后，大便已通，肠鸣矢气，吐逆得止。嘱服二煎，以肃余浊。

1972年5月24日诊。

大便已通，呕吐得止，但腹鸣，时欲上逆，自觉腹部松快，按之濡软，不复鼓硬，但神疲。高年久不进谷，支持不易，仍属浊邪未尽，正气大虚之候。舌苔灰腻，脉尚耐指，爰处下方。

处方：太子参12g，陈皮6g，茯苓12g，制半夏6g，炒枳壳9g，青木香1.5g，焦六曲9g，炒谷芽15g，焦山楂9g，炒冬瓜仁12g，佩兰9g。2剂。

1972年5月26日诊。

大便连续通行2次，舌苔随之退薄，呕吐止，纳展，拟助运化浊。

处方：佩兰9g，焦楂炭9g，焦六曲12g，陈皮4.5g，鸡内金4.5g，茯苓12g，谷麦芽各9g，制半夏6g。3剂。

【按】患者高年体虚，久不进食，又痛、呕、胀、闭四症具备，舌苔色灰而积厚，脉象弦滑。正虚邪实，肠道阻塞，清浊淆乱，乃虚实兼见之证。当以排浊为主，佐以扶正之品。初诊以承气汤祛邪，伍以太子参扶正。针对初起因饮食不慎，诱致呕吐、泄泻，取用了焦楂炭、鸡内金以助运化，木香、青陈皮和胃平呕、调气降浊，并遵“以利为度”作出医嘱。此后，病情虽有反复，然总不离此法，逐渐向愈。

5. 痢疾案

考痢疾，古名为“滞下”，又名“肠避”，以腹痛、里急后重、下痢赤白脓血为主症，多发于夏秋季节。本病《内经》谓之“肠澼”，《难经》谓之“大瘕泄”，《伤寒论》谓之“热利下重”与“下利便脓血”。至晋唐方谓之“痢”。金元时代已知本病能相互传染，因而有“疫痢”之名。周老认为致痢之因甚多，多由外受湿热、疫毒之气，内伤饮食生冷，损伤脾胃与肠腑而形成，其中尤以暑湿积滞为主。暑湿之邪壅于肠中，气血与之搏结，肠道传导失司，脂络受伤，气血凝滞，腐败化为脓血而痢下赤白，气机阻滞，腑气不通，所以腹痛、里急后重。故痢疾的初步治疗，恒取通下；邪去而组织受戕，赤白不减，则取调法；久痢不愈，正虚内伤，可用补涩。临证时周老通下喜用承气导滞，调和喜用芩芍，补涩喜用参苓白术等剂。周老对刘河间所谓“后重则宜下，腹痛则宜和，身重则除湿，脉弦则去风，行血则便脓自愈，和气则后重自除”深表赞同，认为临证时倘能化而裁之，自可左右逢源矣。对于痢疾之生死预后，周老则认为痢疾能食则生，缘肠胃虽病，而其消化机能尚能营运，滋养组织，自可徐徐恢复；身热则死，因热度不减，燃烧逾恒，损害组织，致成肠溃毒陷之证。

医案1：徐某，女，12月3日初诊。

左目炎肿，近日大便剧泻腹痛，检查粪便含有阿米巴原虫，测体温尚不及常度，苔薄，脉有数象，月汛且愆期未潮，而予整肠消炎之剂。

处方：川水连1.2g，粉葛根3g，云茯苓9g，生黄芩6g，生白芍6g，陈莱菔缨9g，鸦胆子肉（包吞）10粒。1剂。

12月4日诊。

滞下能减，夜分未行，入晨仅排1次，目疾炎肿之势亦消，药效尚合，惟以体温仍在常度以下，脉特细小是体力太差，于前法益入扶正之品。

处方：川水连0.9g，云茯苓9g，太子参6g，炙甘草2.4g，生黄芩2.4g，生白芍4.5g，鸦胆子（桂圆肉包吞）10粒。1剂。

12月5日诊。

滞下大瘥，便数减少，夜分不行，日间亦仅一二次，近于正常，惟目疾局部红肿凝核未消，可能化脓，自系专科问题，续予整肠健运。

处方：云茯苓9g，太子参9g，炙甘草2.4g，炒白术6g，炒白扁豆12g，怀山药12g，微焙谷芽12g，川水连0.9g，鸦胆子（桂圆肉包吞）10粒。1剂。

痢止纳增，药停转治目疾。

【按】痢疾的临床特征是痢下赤白脓血、腹痛、里急后重，辨证宜分清寒热虚实，暴痢多实，久痢多虚。其治疗当本“急则治其标，缓则治其本”的原则，当邪气盛而正未受损时，以攻邪为主；邪衰正损，则扶正祛邪并重；邪去正衰，则补益正气，稍佐祛邪之品。本案一诊投大队清热解毒利湿药，并以陈莱菔缨理气，即取河间“调气则后重自除”之意；二诊、三诊根据其脉细，得知正气已损，加入补益之品太子参等，并以山药、白扁豆、谷芽等健脾助运。尤其一味鸦胆子，经药理试验证明有杀灭阿米巴原虫的作用，用之针对其阿米巴原虫感染，可谓是病因治疗。

医案2：刘某，9月15日初诊。

滞下赤白，日二三十行，腹痛后重赤垢偏多，寒热不清，食欲尚可，苔薄，脉弦。予通涤排浊法。

处方：粉赤芍4.5g，生大黄6g，槟榔6g，生香附4.5g，老木香2.4g，青陈皮各4.5g，枳壳炭4.5g，焦楂炭9g，红白扁豆花20朵，马齿苋6g。

服药3剂，便下赤白消失，大便转黄，腹痛缓解。

【按】本例下痢次频，腹痛后重，赤垢偏多，当属湿热痢。湿热之邪壅滞肠中，气机不畅，传导失常，故腹痛、里急后重；湿热熏灼肠道，脂络受伤，气血瘀滞，化为脓血，故下痢赤垢；病系初起，正气未损，脾气尚健，故食欲尚可。治以清热解毒、调气行血，选方芍药汤加减。方中以大黄、马齿苋清热解毒，赤芍药和营以治脓血，槟榔、生香附、老木香、青陈皮等行气以除后重，红白扁豆花调理脾胃。因大便日下二三十行，故加枳壳炭、焦楂炭两味炭药涩肠止泻。

6. 肥胖案

肥胖是指体重超过标准体重的20%以上，多伴有头晕乏力、神疲懒言、气短等症状的一类病证。究其病因不外先天禀赋因素、年老体衰、嗜食肥甘、久卧久坐、少劳、脾失健运而痰湿内生。早在汉代以前，古医籍中即有关于肥胖症状、病因病机以及肥胖危害性的记载，如《内经》中有“肥贵人”及“年五十，体重，耳目不聪矣”之描述，《金匮要略·血痹虚劳病脉证并治》中“夫尊荣人骨弱肌肤盛”、《素问·奇病论》中“肥者令人内热，甘者令人中满”之记述。

肥胖初起，膏脂堆积较少，临床可无任何症状，随着膏脂、痰浊增多，兼有水湿、血瘀、气滞者，主要表现体肥、气短、神疲、倦怠、自汗、怕热或畏寒、纳多腹胀、便溏或腹泻、肢肿、心悸、头昏、月经失调、腰腿疼痛等，视舌淡胖、边有齿痕或舌红苔薄或苔白腻、黄腻，按脉濡，或沉细、弱、滑、滑数等。

病在脾与肌肉，但与肾气虚衰关系密切，亦与肝胆及心肺功能失调相关。青少年、孕妇及产后肥胖，多为胃热滞脾，食欲亢进，过多水谷瘀积体内，化为膏脂，长期饮食不节，损伤脾胃，运化失常，湿浊内生，进而阻碍脾气，湿阻气滞，不能布散水谷精微及运化水湿，可加重湿浊滋生，聚于肌肤，阻滞经络，或脾病及肾，脾肾阳虚，水湿运化无权，体内瘀脂、痰浊留滞肌肤而发肥胖，故有“肥人多痰”之说。肝郁日久，疏泄不利，气机不畅，精微物质不能布达，亦可瘀积成为膏脂，聚集体内，停于肌肤而发为肥胖病。病性其本以气虚为主，主要表现为脾肾气虚，可兼见心肺气虚及肝胆疏泄失调；其标实以痰浊膏脂为主，兼有水湿、瘀血、气滞等。临床虽常见本虚标实，但各有侧重不同。

肥胖病之病理主要是脾虚痰湿偏盛，然临床常以痰为多见，故补虚之时亦不忘祛水湿、截痰源、助消导、祛瘀滞。若肥胖日久，脾病及肾，又当益气补肾，温化水湿为治。常用的泻法有化湿、利水、祛痰、通腑、消导等法，祛除体内停聚的湿浊、痰瘀，从而消除多余膏脂，减轻体重。

医案：董某，女，38岁。1978年7月10日初诊。

病史摘要：五六载来形体逐渐肥胖，并伴眩晕、闭经、漏乳等症，至1976年底体重增至88公斤。1977年住院进行多种检查，报告血糖、血脂、肝功能、酶谱、脑电图均正常。头颅侧位片阴性，甲状腺摄碘试验正常，尿17–羟10.8mg/24小时，尿17–酮6.2mg/24小时，阴道涂片查激素水平轻度影响，角化细胞10%。经多方治疗效果不显而来我院求诊。诊见患者形体呈均匀性肥胖，眩晕耳鸣，步履不实，时欲倾跌，肢体重滞不利。手握不紧，心悸间作，咯吐多量白色稠黏细沫痰，痰出则神清气爽，口干欲饮，月经常延期或闭，二便量少，苔薄，质隐紫，脉沉滑。乃脾胃不健，水谷成痰，痰凝气滞血瘀。治拟运脾燥湿化痰，执中央以运上下。

处方：炒苍白术各6g，法半夏9g，陈皮6g，茯苓15g，黑豆皮9g，生苡仁12g，石菖蒲3g，竹茹9g，荷叶15g，梗通草3g。7剂。

1978年8月12日诊。

上方连服17剂，形肥减，腹围小，眩悸均轻，大便三四日一行，月汛后期旬日来潮，量较多，五天告尽，咯痰不已，质稠黏，苔脉同前。拟初议增其制，参入活血通瘀药。

处方：制半夏9g，茯苓12g，陈皮5g，炒枳壳9g，竹茹6g，风化硝（分冲）4g，全瓜蒌12g，大麻仁12g，川贝母5g，桃仁6g，石菖蒲3g，荷叶15g。7剂连投。

1978年10月8日诊。

经用化痰通瘀法24剂，体重已降至76.5千克，肢体灵活，两手伸握自如，体力增加。再予原方加炙远志 3g，鸡血藤 9g。10 剂。

上方又间断服用 30 剂，最后来诊，已无不适。嘱继服上方 20 剂停药，先后疗程共 5 个月。

【按】本例肥胖患者，通过中药治疗，时经五月，服药 90 余剂，体重由 88 千克降至 76.5 千克，自觉症状亦基本消失，疗效较为满意。历来方书大多认为：肥人形盛气虚，多湿多痰。说明肥胖的病理为气虚痰浊，气虚（主要是脾虚）是本，痰浊是标。联系本例见症分析，实属一派痰浊标实为主的现象，眩晕、耳鸣为痰浊上蒙，清阳不展；心悸是痰浊凌心，心神不宁；经常咯吐黏白痰，痰出则神思爽利，是脾家痰浊干肺蒙心之征；肢体重滞、手胀，为痰浊阻络所致；脉沉滑乃痰浊内蕴，气机郁滞之候。综观诸症，俱属因“痰”致病，故治疗始终以化痰、祛痰为主要大法，以温胆、导痰为主方，随证配伍加减，并据“荷叶灰服之令人瘦劣”之说，取荷叶以消肥脂。

7. 口疮案

口疮者指口腔黏膜出现黄白色如豆样大小的溃烂点。其中此愈彼起者即复发性口疮，又称复发性口腔溃疡。一般指口腔黏膜反复出现溃疡和疼痛，溃疡呈圆形，表面淡黄色，周围充血，有“红、黄、凹、痛”的特点，好发于舌、唇腮、颊、上腭等处，咽部亦有少量发生。此类恙疾易反复发作，病灶较多，病程较长，治疗颇为棘手。人体的五官九窍是身体的组成部分，它与人体的脏腑、气血、经络存在着密切的联系。根据口疮的好发部位，大多为脾胃、心、肾等经络所主，故可认为病位在脾胃、心和肾。病理性质分虚实两端。正如《口齿类要》所云："口疮上焦实热，中焦虚寒，下焦阴火，各经传变所致"。

医案：严某，男，南通人。

口腔溃烂，此愈彼起，经年不已，多方治疗，经用核黄素、磺胺类药及青霉素等不效。就诊时口腔溃烂分布面颇广，有五六处之多，舌面舌下均有，疼痛不能饮食，导致失眠神烦。证因心肾失济，治以滋阴降火。

处方：取野蔷薇花根皮（入煎）并捣汁涂患处尤佳（来宁后距郊区远，不易觅得，则以白残花代之）。蒲公英、白薇、黛衣麦冬、莲子心、黛衣灯心、黛衣川通草、黄芩、黄柏、绿豆衣、生甘草，上药与前野蔷薇根皮或白残花同作煎剂。

另用：炒月石、青黛、马勃、煅炉甘石、人中白、犀牛角（用水牛角代）。上药共研极细，以无声为度，搽敷溃疡面，日三四次。嘱其将渗出涎沫，排吐尽净（但咽下亦无妨）。如此分别内服、外搽，经旬即显良效，守方调治两月而愈，恢复工作，随访两年，迄未再作。

【按】舌乃心之苗窍，为其外候，从经络循行来看，《灵枢·经脉》说："手少阴别系舌本"，《灵枢·脉度》又说："心气通于舌"，而脾脏经脉"挟行咽喉部，连于舌根，散于舌下"。肾脏经脉"从肾脏直行贯过肝膈，入肺，沿喉咙，挟舌根"。据此分析病机是心肾失济，阴虚阳亢，脾胃湿火，热毒鸱张，病程延久尤甚。故选药组方拟滋阴降火，使心肾相济，湿热得清，佐以解毒之品得效。

8. 目眊案

目眊者，即双目视物不清也。眼为视觉器官，属五官之一。它通过经络，与脏腑和其他器官保持着密切的联系，共同构成有机的整体。若脏腑、经络功能失调，可以反映于眼部，甚至引起眼病。目之所以能明视万物，辨别颜色，是赖五脏六腑精气的滋养。故《灵枢·大惑论》说“五脏六腑之精气皆上注于目而为之精”。夫五脏六腑之精气，皆禀受于脾，脾主升清，能将精微物质上运于目。此即《素问·阴阳应象大论篇》所谓“清阳出上窍”，目得清阳之气的温养方能视物清明。若湿浊中阻，脾胃清气不能上承，亦可使睛明失用，故通腑泄浊可使清气上承而睛明复用。

医案：北乡高姓女孩，5岁。于去秋患腹胀便泄，时愈时重，延至今春胀剧，大便反秘，双目忽眊，疼痛异常，遂至眼科诊视，外点内服，均无效果，因邀余诊。诊时，腹膨如鼓，不食竟日，舌苔垢腻。愚见以为浊邪弥漫中焦，上蒙清窍所致，选药组方。

处方：生大黄，生熟山楂、生鸡内金、蚕砂（包煎）、车前子（包煎）、柴胡、菊花，煎服。服2剂，胀渐消，目痛亦减，步原法调治，更辅服“一分六厘散”数次，不数日，浊化清升，腹平目明。

【按】本例先是食滞伤中，导致腹胀便泄，延久大便反秘，而浊质停潴，郁蒸弥漫，上蒙清窍，因而目眊。依据浊化则清升之义指导选药组方，获得良效。

9. 急慢性乙型肝炎案

病毒性肝炎起病有急、有缓，急性肝炎发病急骤，若诊治及时，则有望痊愈，治疗延时或治疗失当皆可引起其慢性病变。慢性病毒性肝炎病程长，易复发，易硬化、癌变，严重影响日常生活。我国是病毒性肝炎高发地区，有着1.2亿名病毒携带者和3000万名慢性肝炎患者。中医学对其诊治可追溯到东汉末年，书中所载之有效方案一直沿用今日而恩泽广大患者。应该说合理运用中医学理论治疗病毒性肝炎在当前治疗中仍占有重要地位。

医案1：李某，男，30岁。1976年2月26日初诊。

肝胆病，叠进清解法，效不显著。据肝功及超声检查比勘，未及改善。但不感胁疼，不厌油食，惟食不甘味，面色欠华有褐滞之征。大便每日一行，小溲不浑，口干而涩，脉息细弦。拟从和肝展胃促其自身调节功能健复。

处方：合欢皮15g，当归9g，甘杞子9g，马鞭草15g，生谷芽15g，玫瑰花3g，枸橘9g，制半夏9g，川郁金9g，甘露消毒丹15g。7剂。

1976年3月11日诊。

药效尚可，肝功复查部分下降，转氨酶已近正常，特别在服药期间食欲增强，停药后又复疲乏。舌苔一度退化，刻仍口干，脉细而弦，续予前法。

原方加佩兰9g。7剂。

1976年3月18日诊。

证情尚平，惟感疲惫，舌苔仍腻，晨起及傍晚小便黄浊，腰酸已减，再步原议续进。

处方：原方再加玉米须15g。7剂。

1976年3月25日诊。

证情尚称平善，小便转清，口干而不苦，大便规律性排行，右胁部不痛亦不胀。苔退薄而色白不华，脉象弦征未平。拟和肝柔养之剂。

处方：合欢皮12g，当归9g，甘杞子9g，玫瑰花3g，枸橘9g，炒白芍6g，生谷芽12g，茯苓9g，佩兰9g，八月札 9g。7 剂。

1976 年 4 月 1 日诊。

复查肝功能，各项指标均趋下降，谷丙转氨酶从 146 单位下降至正常。但自觉两胁均感胀满不舒，视苔仍见淡白而糙，脉弦细。再予和肝柔养主之。

处方：原方加丹参 9g。7 剂。

1976 年 4 月 8 日诊。

证情尚平，惟两胁胀满有支撑，口干，纳饮较多，苔糙不润，大便正常，脉弦。续以清肝和阴为图。

处方：茵陈 15g，郁金 9g，制香附 9g，煨金铃子 9g，青陈皮各 6g，佩兰 9g，白芍 6g，当归 6g，合欢皮 12g，丹参 9g，炒麦芽 15g。7 剂。

1976 年 4 月 15 日诊。

证情较稳，右侧肝区隐痛已除，舌苔渐退，食欲开展，小便色黄，饮水时即淡，自觉症状有趋平定。待机续查，原方出入。

处方：马鞭草 12g，合欢皮 12g，茯苓 9g，泽泻 9g，佩兰 9g，炒白芍 9g，当归 6g，制香附 9g，茵陈 12g，焦山栀 6g，丹皮 6g。7 剂。

1976 年 4 月 22 日诊。

最近症状尚稳，舌苔渐退，小便晨起黄浊，但依然疲乏，嗜卧，大便正常，脉象弦劲不显。原议续进，下周复查肝功能以资参证。

处方：合欢皮 12g，茯苓 9g，炒白术 6g，当归 6g，丹参 9g，丹皮 6g，炒白芍 6g，佩兰 6g，炒谷芽 12g，茵陈 12g。7 剂。

1976 年 4 月 29 日诊。

近作肝功能复查全部正常，仅右胁或见隐微撑胀感。余无别症，小便偶见黄色，大便正常，疲劳感犹存，恢复颇快。切须继续休息，以资巩固。

处方：合欢皮 12g，茯苓 9g，炒白术 6g，丹皮 6g，丹参 6g，当归 6g，炒白芍 6g，茵陈 12g，炒谷芽 12g，佩兰 9g，陈皮 4.5g。7 剂。

1976 年 5 月 6 日诊。

临床症状尚可，但视苔满布粉白，脉息较快，是湿滞热郁未化之症，仍当防其波动。

处方：炒苍术 6g，蒲公英 15g，马鞭草 9g，炒白芍 9g，粉甘草 3g，丹参 9g，佩兰 9g，茵陈 12g，茯苓 12g，苡仁 12g。7 剂。

1976 年 5 月 13 日诊。

自觉有腹胀感，纳谷犹正常，脉弦。再予清肝化湿之剂。

处方：炒苍术 6g，茵陈 12g，炒苡仁 9g，焦山栀 9g，丹参 9g，佩兰 9g，炒白芍 9g，蒲公英 12g，柴胡 6g，炒黄芩 9g。5 剂。

1976 年 5 月 24 日诊。

证情尚平，拟予原法续投。

处方：原方 5 剂。

1976 年 5 月 20 日诊。

近来大便燥结，排行不畅，食欲差减，苔白而腻，脉弦。循前法处方如下。

处方：当归 9g，炒白芍 9g，丹参 9g，虎杖 12g，鸡血藤 12g，潞党参 12g，红枣 5 枚，鲜生姜 1.5g，炙甘草 3g。5 剂。

1976年5月29日诊。

疲乏如前，视苔已好，脉弦较和。仍主和养清化兼施。

处方：丹参9g，炒白芍9g，当归6g，潞党参9g，虎杖12g，炒白术9g，马鞭草12g，鸭跖草9g，川郁金6g。5剂。

1976年6月5日诊。

最近右胁部有胀撑感，但无疼痛，头眩，昏晕，舌苔色白不华，纳量虽能维持但不馨。再予疏肝理气，佐以调养之剂。

处方：合欢皮9g，当归9g，炒白芍9g，制香附9g，菊花6g，丹皮6g，丹参9g，炒谷芽12g，穞豆衣9g，炒冬瓜仁12g，车前草12g，鸭跖草12g。5剂。

1976年6月10日诊。

两胁均感撑痛，纳谷频增，头昏神烦，舌苔微腻，脉弦。予清肝泄化为治。

白芍9g，丹皮9g，菊花6g，蒲公英12g，黄芩6g，鸭跖草9g，茵陈15g，车前草12g，佩兰9g。5剂。

1976年6月14日诊。

证情无减，胃纳尚好，大便正常，胁部不痛，苔净脉弦。拟和肝养血主之。

处方：当归6g，炒白芍9g，制香附9g，丹参9g，炒谷芽12g，丹皮6g，玫瑰花2.1g，鸭跖草9g，佩兰6g，合欢皮12g。5剂。

1976年6月21日诊。

大便不实，舌苔淡滞，脉有弦象。续以清肝泄化为治。

处方：茵陈12g，苡仁9g，茯苓9g，石菖蒲3g，陈皮6g，佩兰9g，蒲公英12g，鸭跖草9g，柴胡4.5g。5剂。

1976年6月26日诊。

今据血检报告为肝功能阴性，舌苔白腻，纳谷不佳，脉已缓和。清肝和阴法。

处方：茵陈 12g，苡仁 12g，茯苓 9g，陈皮 6g，柴胡 4.5g，炒白术 6g，蒲公英 12g，佩兰 9g，鸭跖草 9g，车前草 12g。5 剂。

1976 年 7 月 10 日诊。

目前症状有脾区撑痛而胀感，睡眠不实，多梦纷扰，舌苔浮糙少津，大便正常，纳谷尚可。拟两和肝脾为治。

处方：制香附 6g，合欢皮 12g，连皮苓 12g，当归 9g，炒白芍 9g，川郁金 9g，佩兰 9g，柏子仁 9g，制半夏 9g，秫米 12g。5 剂。

1976 年 7 月 15 日诊。

乳蛾两侧红肿胀大而痛。早晨尤感疼痛，脾区撑痛已除，苔不华润，脉数。暂予清咽消炎为治。

处方：赤芍 6g，重楼 6g，黄芩 6g，甘草 3g，桔梗 6g，蒲公英 12g，山慈菇 6g，元参 12g，忍冬藤 12g，连翘 6g。5 剂。

1976 年 7 月 23 日诊。

药后平稳，惟口渴需饮，纳水较多，余无症状反应。拟原方加味。

处方：原方加黄芩 6g。5 剂。

1976 年 8 月 9 日诊。

最近复查乙型肝炎病毒已转阴性，证情亦稳定，扁桃体红赤而大，但不疼痛，是偶因外感诱致。小便黄赤，脉浮而数。拟清咽疏表之剂。

处方：甘草 3g，桔梗 6g，薄荷 3g，金果兰 6g，赤芍 6g，菊花 6g，夏枯草 9g，冬桑叶 9g。

【按】初起症状不著，从疏肝和胃法。以当归、枸杞养肝柔肝，玫瑰花、枸橘、半夏理气而不温燥，诸药配合以肝胃同治。后因口干、两胁胀满，有肝热之象，加入焦山栀、茵陈清热利湿解毒，制香附、金铃子疏肝理气止痛。得效痛止后，续以原法图治。从肝病实脾之理论，入苓、术益气健脾以培后天之本。病变过程中湿热之象明显，重投清热利湿药；气郁为著时加入理气不伤阴之药；伴发外感，清热疏表治之。随证化裁，却总以“调养”之法贯穿始终。

医案2：王某，女，36岁。1965年12月13日初诊。

至10月19日发热39℃，呕吐，巩膜黄染，至10月29日确诊为急性黄疸型肝炎。谷丙转氨酶由270单位至11月8日降至64单位（服中药后），11月19日又复发烧、呕恶，25日复查，谷丙转氨酶复高至136单位，胃纳不佳，停服中药一旬，小溲黄浊，按脉弦细，舌苔质赤干燥。据状是肝热阴耗，波及于胆胃，亟须柔肝和胃。

处方：生谷芽15g，玫瑰花5朵，绵茵陈9g，当归6g，炒白芍6g，丹参6g，茯苓6g，砂仁壳3g，焦六曲9g。3剂。

1965年12月16日诊。

前方占效，胃纳能展，视苔新生质润色淡，水津增加，脉亦较缓，但自觉午后烘热，甚则自汗，当宗前法略增育阴之品。

处方：前方加鳖甲12g，天冬6g。3剂。

1965年12月20日诊。

进前方纳谷转常，惟有食后略胀，时有干呕，脉细，苔微白边尖淡而润，法当柔肝化湿健脾。

处方：原方加海金沙 9g，茯苓 9g，泽泻 9g。5 剂。

1965 年 12 月 27 日诊。

临床表现正常，法守前意。

处方：原方加白鲜皮 9g，法半夏 9g。7 剂。

1966 年 1 月 3 日诊。

药后证情如常，巩膜黄染已完全消失，精神转佳，惟有纳谷不香，时有干呕，但不吐。清气不升，浊气不降，生化指数甚高，湿热未透。法取清浊化湿。

处方：法半夏 9g，陈皮 3g，白芍 6g，白鲜皮 9g，炒黄芩 6g，炒黄柏 6g，泽泻 6g，萹蓄 9g，瞿麦 9g，茵陈 9g，苍术 9g，炙甘草 3g，谷芽 6g，神曲 6g。5 剂。

1966 年 1 月 10 日诊。

药后证情仿佛，惟有偶尔干呕，纳谷稍有进展，腑行有时隔日 1 次或日 2 次，舌苔如前，法守前意。

处方：原方法半夏改 6g。

1966 年 1 月 17 日诊。

症状小定，纳谷有味、量增，面色转向红润，惟月汛期间，检查谷丙转氨酶突见上升高至 500 单位以上，刻虽下降，仍为 286 单位，是否因月汛波及，当继续观察，爰作调养柔和为治。

处方：当归 6g，炒白芍 6g，丹参 6g，焦六曲 9g，砂仁壳 3g，川芎 1.2g，大熟地 9g，炒谷芽 12g，天冬 6g。5 剂。

1966 年 1 月 28 日诊。

据述在江苏省人民医院检查谷丙转氨酶已降至 72 单位，仍未达正常，又以微感新凉，食欲随之不振，但视苔尚属匀薄，脉象冲缓，月汛期尚远，爰就现状作调整。

处方：前方去天冬，加陈皮 4.5g，炙鸡内金 3g。5 剂。

1966年2月5日诊。

此周胃纳又见展拓，知味量增，睡眠亦好，尤以舌苔匀润可喜，脉尚冲和，距离月汛尚有两周，密察反应以资施治依据，仍取原法巩固其效。拟方如下。

处方：当归6g，炒白芍6g，大熟地9g，川芎1.2g，砂仁壳3g，陈皮4.5g，炙鸡内金3g，丹参6g，焦六曲9g，炒谷芽12g，鸡血藤9g。5剂。

1966年2月11日诊。

据云药后症状消失，纳谷好转，尚无明显不适，脉细，舌苔薄白，原方不于更张。

处方：原方5剂。

1966年2月18日诊。

本月10日于江苏省人民医院检查肝功能正常，目下自觉症亦不显，仍拟原方巩固。原方5剂。

1966年2月25日诊。

症状逐次消失，尤以此月汛期，一切如常，未见波动，甚为可喜，刻诊脉象缓和，舌苔净而润泽，惟夜卧时自觉面部有烘热感，移时复平，近又检查肝功能正常，转氨酶已复常，爰就具体情况作巩固之图。

处方：当归6g，炒白芍6g，丹参6g，杭菊花4.5g，冬桑叶4.5g，天冬6g，生熟谷芽各12g，大生地12g，穞豆衣6g，鸡血藤6g，朱衣灯心1.2g。5剂。

1966年3月4日诊。

本周颇为稳定，午后、卧前面部烘热感逐次向瘥，惟有鼻塞呼吸不利，似有痰阻气道之感，但不咳嗽，自觉对气候寒温转递时即易感冒，是卫阳欠密，肺失宣畅。视苔匀净正常，脉亦冲缓，无外感症状，爰就前方，小事更调。

处方：前方去大生地，加枇杷叶 12g。5 剂。

1966 年 3 月 11 日诊。

诸症悉减，惟余胁部隐痛未克彻除，下周月汛临期慎防波动，视苔匀净，脉和，一面巩固，一面防变，治宗前议。

处方：前方去枇杷叶，加益母子 6g，大生地仍用。

1966 年 3 月 18 日诊。

症状消失，饮食起居、睡眠均趋正常，转氨酶亦均正常，尤以舌苔匀净津润，色和，脉息缓静。本周月汛临期，肝脾不和，拟事调畅血行，以期及时来潮，应期而净为得。

处方：当归 6g，炒白芍 6g，川芎 1.2g，大熟地 9g，丹参 6g，益母子 6g，茯苓 9g，炙草 2.1g，制香附 6g，陈皮 3g。5 剂。

1966 年 3 月 25 日诊。

恢复工作已 2 周，尚能适应，月汛应期，在来潮期，亦无特别反映，仅感眼球干涩，视苔匀净，脉息缓和，病情趋于正常，用丸剂善后。

处方：人参养荣丸 90g，分作 15 天服，或早或晚不拘。

1966 年 4 月 8 日诊。

症状消失，体力渐充，偶见腰酸，月汛期亦无波动情况，素有入暮面红烘热、掌心发热，刻幸未作，舌苔匀润色和，脉象静缓，拟善后法，主以丸剂。

处方：四物二丹丸，每日服 2 次，每次 6 粒。

1966 年 5 月 13 日诊。

据述上次丸药制成后，已迟十余日。停药后精神较差，接服丸药即逐次趋复正常，今日诊视未见异常症状，爰续拟丸方。

处方：四物二丹丸，服法如前。

【按】本例急性起病，湿热毒邪蕴遏肝（胆）脾（胃），大剂清解有伤肝阴。肝脾两伤，毒邪仍存，表现为虚实夹杂证。治疗以调养肝脾，兼予清化湿热为法。偏于邪实时，以祛邪为主；症情平稳时，则重以调养柔肝为治。

10. 胆石症案

胆石症为消化系统常见疾病。自从B型超声诊断显像仪逐渐普及以来，检出患病率亦较以往显著增高，中医药治疗有一定优势，尤其对不适合手术者。胆石症从其症状表现来看，当属于中医学“胁痛”“胃痛”等病证范畴。主要有肝胆湿热、肝郁气滞等证型。常法为清利湿热，疏肝利胆等。具体施治应结合患者病情，或攻，或补，或疏，或清，或利，左右化裁。

医案：夏荣清，男，79岁。1966年3月28日初诊。

患者于3月22日两胁剧痛，纳谷衰少，卧床不起，前往出诊。服药六帖痛定，今晨来院门诊。经诊断：①胆道结石；②壶腹周围癌。

两胁剧痛，肤色呈黄，遍及周体，巩膜尤甚，舌质淡，边布滞苔，脉弦而弹指。考胆汁来源于肝，储藏于胆，今胆郁分输失利，侵入血液，环行周体，郁塞不通则感剧痛。古人谓痛则不通也，若攻逐过猛，一则年迈正虚，纳谷衰少，恐其不支；一则以坚积体大，难以畅排。爰拟化浊分消，定痛退黄为治。

处方：金钱草21g，茵陈21g，川郁金9g，玉蜀黍须9g，制乳香6g，生白芍9g，粉甘草3g，炒谷芽18g，焦六曲12g。3剂。

1966年4月1日诊。

胁痛已止两天，昨日又复剧作，大便通畅，但色见灰褐，不黄，小溲为栀子汁色，巩膜及肤色黄色较淡，痛定时，可进谷一碗，视苔腐腻，脉能流利，虽占小效，但病痼年迈，正虚邪实，是为难点，宗前法调正，少增扶正之品。

处方：茵陈 18g，金钱草 18g，川郁金 9g，玉蜀黍须 9g，制乳香 6g，太子参 9g，炒谷芽 15g，焦六曲 12g，海带 9g，元明粉（分 2 次冲服）6g。7 剂。

1966 年 4 月 7 日诊。

痛势大定，仅余阵作胁疼，午前能进谷食，巩膜肤色黄疸渐退，尤以舌苔甦转有华可喜，脉能流利，大便仍色褐，未克成条，缘所纳食物均为半流质，续予利胆健胃，以冀痛蠲。

处方：金钱草 21g，茵陈 21g，太子参 9g，陈皮 4.5g，郁金 9g，制乳香 6g，焦六曲 12g，生熟谷芽各 18g，炒元胡 4.5g，玉蜀黍须 18g。7 剂。

上方服后有呕吐反应，随服茯苓代赭石汤（制半夏 6g，生姜汁 7 滴，茯苓 9g，代赭石 12g）2 剂即定。

1966 年 4 月 17 日诊。

服上方呕止，病情好转，惟咳嗽剧甚，纳增，苔得新生，拟平咳排痰。

处方：甜杏仁 6g，川贝母 4.5g，陈皮 4.5g，枇杷叶 12g，金钱草 12g，绵茵陈 9g，川郁金 6g，柿蒂 2 枚，代赭石 9g，炒谷芽 12g，玉蜀黍须 9g，太子参 9g。5 剂。

服上方咳止嗽宁，苔脉如常，胁痛亦未再剧作，继以扶正调治法加减主之。

【按】患者年事已高，且兼病癌症，正气已虚，不耐峻攻，唯有分消化浊，疏利定痛为法。药用金钱草、茵陈清热利湿，元明粉缓通泻下，玉米须、郁金、乳香、元胡、白芍柔肝疏肝，利胆排石，谷芽、焦六曲助启胃运。因病起已久，正虚较著，少增扶正之品调养半月，痛势大定。

11. 胁痛案

胁痛的发生主要是由于肝胆病变。肝居胁下，其经脉布于两胁，胆附于肝，其脉亦循于胁，故胁痛之病主要责之肝胆。胁痛可因气、因血所致，刺痛、痛有定所者多属血瘀，胀痛且游走无定者为气郁，隐痛多属阴虚，其痛绵绵，湿热之胁痛当以痛剧且伴湿热之象为主。治疗时不论在气、在血，为虚、为实，均以“通则不痛”为指导原则辨证加减。

医案：翁某，女，27岁。1970年2月20日初诊。

胁痛流走，上至胁端以及背后，大便四五日一行，面部色黄，脉弦，苔白不华，前曾一度治愈，劳动后一旬痛即复作。据状是肝胆同病，气失调展，当从疏肝理气以冀痛定，续予柔养。

处方：当归6g，炒白芍9g，青木香3g，玫瑰花2.1g，川郁金6g，制香附6g，炒元胡6g，煨金铃子9g，生谷芽15g，丹参9g。3剂。

1970年2月23日诊。

痛定，大便间日一行，舌苔退匀，自是佳征，但时或渗酸泛呕，脉得缓和，肝病及胃，应进一步制酸平呕，调气舒展。

处方：玫瑰花2.1g，生谷芽12g，茯苓12g，制半夏9g，当归6g，炒白芍6g，陈枳壳6g，降香片2.1g，丹参6g。3剂。

【按】胁痛流走者病在气分，“气痛流行而无迹，或倏聚而倏散”，治以金铃子散疏肝理气。然因此次病发于劳后，且病程较长，“肝苦急，急食甘以缓之”，不可疏利过度，当以柔养，如当归、白芍之类。其中白芍能“收敛耗散之阴气，摄纳而涵藏之……实为肝胆气浮，恣肆横逆必需之品”。药后痛定气行，反见肝病及胃之象，乃去金铃子散而以自拟的谷玫六陈煎加减调治。

12. 头痛案

头痛是临床上常见的自觉症状，头痛之病因多端，但不外乎外感、内伤两大类。盖头为“诸阳之会”“清阳之府”，又为髓海所在，凡五脏精华之血，六府清阳之气，皆上注于头，故六淫之邪外袭，上扰颠顶，邪气稽留，阻抑清阳，或内伤诸疾，导致气血逆乱，瘀阻经络，脑失所养，均可发生头痛。周老认为“脑为髓之海”，主要依赖肝肾精血濡养及脾胃运化水谷精微，输布气血上充于脑，故内伤头痛，其发病原因与肝、脾、肾三脏有关。肝脾肾之虚，本也。肝阳、痰浊、瘀血蔽塞清窍，瘀阻脑络，标也。其本之虚与标之实又常相互影响，相互转化。如素体阴虚，风阳易动，肝阳偏亢，日久阴分更伤；脾虚失运，每生痰浊，痰浊滞留，困脾致虚。本证之治疗，当首辨标本虚实，视其孰缓孰急，或治标，或治本，或标本同治，使治标有利本，治本不碍标。

医案 1：邵某，男，33 岁，东海农场。

头痛已 10 余年，起于弹片所伤，近 1 月余反复发作，两侧或颠顶有麻胀之感，头昏目眩，痛时两眼有红血丝，平时纳谷尚可，痛作时欲吐。西医治疗，未明确诊断，给服镇静剂，中医针灸治疗效不著。舌苔薄，质暗红，脉细弦。诊为头痛，属风阳上扰，久病入络。

处方：嫩钩藤（后下）4.5g，杭菊花 6g，冬桑叶 9g，川芎 2.1g，当归 9g，炙蝎尾 2.4g，杭白芍 12g，苦丁茶 6g，白蒺藜 12g，珍珠母 12g，石决明（先煎）12g。

二诊：病情已具前述，良因当时震荡刺激，且有物质滞留，但不能手术，所好舌苔匀净色和，脉象细劲而弦。拟平肝镇痉安神法。

处方：原方加灵磁石（先煎）12g。

三诊：药后睡眠安实，自觉腓肠肌胀楚酸麻，苔脉如前，原方加味。

处方：原方加桑枝 12g。

四诊：自觉药效尚可，现目眩减退，腓肠肌酸胀大减，精神能振，苔匀，大便每日一行，纳量增加，惟两目内眦红赤，拟方作长期图治。

处方：琥珀 2.1g，朱砂 2.1g，代赭石 6g，蛇胆陈皮 2.4g，共作细末，分作 20 服。

月余其家属前来代诉，病者头痛再未发作。

【按】患者头部 10 年前因被弹片所伤，即患头痛之恙，偏于两侧筋脉跃起之处，颠顶发麻目胀，两目有红丝，平时头昏目眩，口干不欲饮，近来因烦劳发作已 1 月余，舌苔薄质红暗，脉来细弦。辨证当属肝经风阳上扰清空，清灵之府失旷，故拟平肝潜阳治之；又以久病入络，瘀血留滞，阻滞经络，故兼予活血化瘀，如当归、川芎等。

医案 2：王某，小姑娘。1976 年 10 月 22 日初诊。

头痛位在后脑，目光视线不正，体温微高，脉弦苔薄，食欲二便尚无大异，属脑病症状，姑予清肝潜镇。

处方：甘菊花 3g，决明子 9g，炙僵蚕 3g，净蝉衣 6g，明天麻9g，夜明砂（包）9g，白蒺藜（去刺）6g，苦丁茶3g，防风3g，焦山栀3g，荷蒂2枚。2剂。

1976年10月24日诊。

药后目光视线能正，脑部疼痛轻减，俯仰自如，苔匀脉象微弦，药后既见效果，续求彻治。

处方：甘菊花3g，决明子9g，炙僵蚕3g，净蝉衣6g，明天麻9g，夜明砂（包）9g，白蒺藜（去刺）6g，冬桑叶3g，云茯神9g，荷蒂2枚，朱衣灯心0.9g。2剂。

药后脑部疼痛未作，目光视线能正，苔净脉微弦。

【按】本例患者病状尚微，头痛兼目光视线不正，从脏腑辨证来说在肝；又其痛在后脑，体温微高，病程不长，又有太阳经表证，故治以清热平肝，兼散表邪。以甘菊花、决明子、炙僵蚕、明天麻、夜明砂（包）、白蒺藜平肝清热；冬桑叶、净蝉衣、防风疏散风邪；云茯神、朱衣灯心养心安神。

医案3：侯某，女，41岁，新沂县唐启中学教师。1978年10月5日下午初诊。

痫厥起自今年六月，在课堂任教时骤然发作，近期连续数次，入院检查。在精神病院住院近两月，作脑部详查，已排除肿瘤。诊断为：①症状性癫痫；②神经官能症。目前症状以头痛为主症，位在前额至颠顶，自觉为痉挛感；痛甚则面色浮红，有升火之示；大便尚通畅，能每日一行，惟胃纳日差，体重下降；睡眠不充，仅得三小时，且多梦纷扰；目涩，舌质红，上布浮腻之苔，按脉弦细而数。综合证情是用脑过度，兴奋与抑制失调，是肝阴不足而虚阳亢越。亟以平肝育阴，静息虚火为治。

处方：明天麻4.5g，钩藤（后下）15g，生石决明（先煎）18g，磁石（先煎）12g，石斛12g，菊花6g，夏枯草9g，冬桑叶9g，茯神12g，柏子仁9g，朱衣灯心2g，苦丁茶9g，10剂。另珍珠母片2袋（2×14）。

1978年10月25日接来函汇报病情。

前方将药配齐，已服8剂，得效有三点：①饮食日渐增加，每天能吃饭近一斤。②休息大有好转，每天能睡7～8个小时。③头不晕，头痛已减轻了许多（睡后不做噩梦）。

现有不适处：①头仍少痛，主要部位头顶和两眼上部，有时痛甚。②周身骨节酸痛，稍有活动即觉疲倦。③月经颜色已变正常，经期3～4天，前后两次仅相隔20天。④消化不好。

处方：明天麻30g，钩藤（后下）60g，茯神90g，熟枣仁30g，菊花30g，桑叶枝各90g，石斛60g，白芍90g，远志15g，夏枯草90g，麦冬90g，苦丁茶30g，莲子心15g，炙僵蚕30g，炙地龙30g，珍珠母60g，橘皮25g，丹参30g，紫河车1具。

上药共研细末，水泛为丸，每服6g，日服3次，开水送下。可与煎药交替服用。

以上丸剂、煎剂交替服用近一月，诸症皆却。

【按】患者以头痛为主症，因此根据头痛辨证论治。头痛有外感、内伤之分，综合病情，此属内伤头痛。面红、舌红、目涩、脉弦细数，为一派肝阴不足、肝阳上亢之证，用天麻钩藤饮为基本方加入清泄、安神之品，另服珍珠母加强潜阳之功。证情好转后，标本兼治，平肝、潜阳、安神，同时加入养阴扶正之品，如白芍、麦冬、石斛、紫河车；苔腻，周身骨节酸痛可知内有痰浊阻滞经络，用炙僵蚕、炙地龙、桑枝通络化痰；橘皮既可理气醒脾化痰，又可防止血肉有情之品滋腻碍胃。丹参活血祛瘀，调经安神。因患者证情平稳，又药味较多，做成丸剂，可方便服用。

13. 郁证案

郁证指因情志不舒，气机郁滞所致的疾病。发病前多有郁怒、多虑、悲哀、忧愁等情志所伤史。临床表现为忧郁不畅，精神不振，胸闷胁胀，善太息，或不思饮食，失眠多梦，易怒善哭等复杂症状。

人体的脏腑气血津液，无一不在升降出入运动之中，故内在环境，当以气机和谐为根本。若气血和畅则百病不生，如有怫郁，则诸病蜂起。古人详论郁有六端，即气郁、血郁、痰郁、火郁、食郁、湿郁等，而以气郁为先导。情志波动，失其常度，则气机郁滞，气郁日久不愈，由气及血，变生多端。在郁证的治疗原则上，《证治汇补·郁证》认为："郁病虽多，皆因气不周流，法当顺气为先"。然气为血帅，气行则血行；血为气母，血载气。故气滞则血瘀，血瘀又阻气行。病初以气郁为主者，当重行气，辅以活血之品；中后期久病入络，气病及血者，则当气血兼调。故无论郁证虚实，治疗大法当从气血中求之。正如朱丹溪所云："气血冲和，百病不生，一有怫郁，诸病生焉。故人身诸病，多生于郁"。治病要"疏其血气，令其调达，而致和平。"（《素问·至真要大论篇》）中具体择药可仿柴胡疏肝散和血府逐瘀汤之义加减化裁，气血同求，气行血活，何郁不除。

医案1：殷某，女，年三旬余，住曹家园。于乙丑秋，耘草田间，薄暮，归作晚膳，乡人每于全家外出工作时，则反牖其户。甫推门，见一巨蛇盘踞当地，随取铢叉截住，而蛇忽不见，化为瓦砾一片。妇因惊极狂呼，嗣即腹痛，时缓时剧，百药不效，精神委顿。家人咸疑妖蛇为祟，祈禳之举，固非一次，亦终无效，至次年春，有章君者，介余诊焉。视其色，面白而环唇青，神萎，舌苔白腻，诊其脉涩滞不畅，询其致病之状，彼即历举以对，且述腹痛剧烈时如物旋绕，自云不起，言时声泪俱下，不胜悲楚。余复询及月汛，答已经停五月。余曰："得之矣"。即极力晓以绝无妖蛇为祟之事。若果属实，何百般祈祷而无少效。斯病为月事将行，适为惊吓动骇而阻。加以忧恐思虑，则气结血滞也。因予疏气破血之剂。越日偕乃翁及丈夫同来，喜形于色，谢曰："先生何神其技也，服药后腹痛顿止，神爽谷增"。余曰："虽见小效，而经未通行，是病株未除也"。续予前法而增其量，下紫瘀多块，调理旬日而瘥。

【按】本证因适逢经行受骇，故气结血滞，离经之血停滞体内便为瘀血，故治以疏气破血之剂，斡旋全身气机升降，四肢百骸血液通畅，故能收功。

医案2：姚某，女，27岁，已婚。2月11日初诊。产后40天即恢复月汛，来潮期正常，但排量过多，色鲜红，夹有小瘀块，最后则见紫黑色。1周左右干净，经前有白带，色白稀薄，腰酸，腹胀，少腹下坠，纳少，大便干燥，数日一行，有痔疾经常下血。

目前症状：每在静卧时头眩，心悸，肢软无力，内心清楚，不能发言，纳谷衰少。据述病情起于七情，因受刺激所致。形瘦，按脉细弱，舌苔淡白尚能津润，综合病情是情志为患，从安谧宁神为治，建议作脑电图、心电图及血象检查以资参证。爰拟处方如次。

处方：柏子仁 9g，熟枣仁 9g，制首乌 12g，当归 6g，炒白芍 6g，丹参 9g，黑芝麻 12g，桑椹子 12g，女贞子 12g，炙远志 3g，朱茯神 12g，玫瑰花 2.1g。7 剂。

2 月 18 日二诊。

据述药后颇安，日来并未发作前证，已经精神病院作过检查，无器质性病变，日来饮食、精神均好，视苔匀净，脉亦渐起，据状确可逐次恢复正常，再予前法以资巩固。

处方：前方去黑芝麻、桑椹子，加穞豆衣 9g，朱衣灯心 2.1g。7 剂。

【按】郁证始病在肝，及于心脾。肝为藏血之脏，体阴而用阳，女子以肝为先天。由于病起于七情，“初伤气分”，以肝失条达，气机不畅为主，然病于产后，复以月汛行经量多更耗内血，以致血虚，肝脏不得其用，延及脾胃功能亦发生障碍，影响气血生化。如不及时治疗将影响疾病的预后。故以解郁开结汤方加减，疏肝解郁，养心安神以治病之源，四物汤加减以养血和血。心肝脾三脏共调，气血兼顾而获良效。

14. 脏躁案

《金匮要略・妇人杂病脉证并治篇》中载“妇人脏躁，喜悲伤欲哭，象如神灵所作，数欠伸，甘麦大枣汤主之”。此条经文中明确提出“脏躁”的证治，脏躁之证多发于妇人，可见无故悲伤欲哭，频作欠伸等精神失常症状，治以甘麦大枣汤补益心脾，安神宁心。方中小麦养血安神，甘草、大枣甘润补中缓急。《补正》云：“三药平和，养胃生津化血，津血下达子脏，由藏不躁而悲伤太息，诸症自去矣”。此病为情志所致，其病始于肝，伤及心脾。多因情志久郁，血燥神伤，气血不足，心神失养所致。女子以血为先天，血者脏腑赖之以荣，虚则脏腑失润，然津血同源，血虚则津涸，燥必生焉。此为虚证也，五脏之弱皆可发病。清·吴谦云："脏，心脏也，心静则神藏，若为七情所伤，则心不得静，而神躁扰不宁，故喜悲伤欲哭，是神不能主情，象如神灵所作，此乃心不能神明，数欠伸，即呵欠，为肝之病。"由此可知，心者君主之官，藏神之处，为五脏之大主。主明则下安，主不明则十二官危，神无所藏。七情过激，必发脏躁。故尤在泾对本证作了进一步阐发和补充，认为此证乃"血虚脏躁"，"内火扰神"，"实为虚病"，甚有见地。

医案：王某，女，已婚，住双闸公社。

心悸，眩晕，恐惧，时而战栗，发时卧床震摇，格格作响，头痛，失眠，寐则多梦，自汗，胸闷，纳差，大便偏干，间日或数日一行，历时数月，证情不减，剧时甚则一日数次战栗，舌淡，脉细。叠进诸药未效。据证乃作"脏躁"论治。拟甘麦大枣汤为主方，随症加味，先后加入枣仁、柏子仁、夜交藤、代赭石、太子参、茯神、磁朱丸等药，5剂得效，约服至20剂时，战栗得止，饮食增加，睡眠良好，逐渐恢复正常劳动，四年后因其他疾病来诊，言及上次病后恙未再发。

【按】根据症状是为脏躁无疑，故宗《金匮要略》中所载，以甘麦大枣汤养心安神、和中缓急为治，并结合临床随症加减。由于脏躁病源于情志不遂而致诸症，故药治的同时还当重视精神治疗，须靠患者移情易性，心情舒畅，才能有助于疾病的痊愈。

15. 眩晕案

眩晕是指以头晕、眼花为主症的一类病证。轻者闭目即止，重者旋转不定，不能站立，或伴恶心、呕吐，甚者突然仆倒。

周老认为眩晕的病因主要为素体阳盛，肝阳上亢或气郁化火，阴伤风动，上扰清空；或久病、失血、脾胃虚弱而致气血两亏；或年老肾亏，先天不足；或久病伤肾，或房劳过度，肾精亏耗；或嗜食肥甘，聚湿生痰，上蒙清窍而致眩晕。

本病的发生与肝脾肾关系密切。经云：“诸风掉眩，皆属于肝”。叶氏亦云“所患眩晕者，非外来之邪，乃肝胆之冒耳，甚则有昏厥跌仆之虞。其证有夹痰、夹火、中虚，治胆、治胃、治肝之分。”可见眩晕与肝密不可分。脾胃不健，气血不充，清窍失养；运化失司，痰湿内生；肾阴不足，肾精亏耗，不能生髓，而髓海不足，上下俱虚，俱可发生眩晕。故张氏曰“无虚不作眩”；朱氏又云“无痰不作眩”。

其病性以虚居多，气、血、阴虚均可致清窍失养，发为眩晕。实证多由痰浊阻滞，或痰火气逆，上犯清窍所致。眩晕的发病过程中，各种病因病机可以相互影响、转化，形成虚实夹杂；或阴损及阳，阴阳两虚；或突发气机逆乱，清窍闭塞或失养而引起晕厥。

治疗总以补虚泻实、调整阴阳为要。中虚者，补益中焦气血；下虚者，必从肝治，补肾滋肝、育阴潜阳；痰多者，必理阳明，燥湿化痰；肝风肝火者，宜息风、潜阳、清火；久病多瘀，酌加活血化瘀之品。

医案：鲍某，女，28岁。1965年1月15日初诊。

头晕且痛已3年，近来剧。

1962年生产第二胎后始感头晕而痛，在鼓楼医院诊查，诊断为贫血，近来恙情加剧，上月8日，本月3日曾2次昏倒，神经科检查无异常发现，今来我处诊治。

刻诊：头晕且痛，目眩耳鸣，腰酸腿软，白带绵绵，疲倦乏力，面色不华，形体消瘦，萎靡不振，苔薄白，脉细滑。由于生育过密（已生4胎），心脾肝肾益亏，清空失养。治拟补心养脾。

处方：太子参3g，生黄芪3g，茯苓皮9g，黑芝麻3g，炒当归9g，川芎3g，苍术3g，制首乌9g，白蒺藜9g，炒枣仁4.5g，龙眼肉9g，煅牡蛎15g，炙草3g，陈皮3g。3剂。

1965年1月28日诊。

血少面黄，心悸且痛，恶寒发热，汗出而退，胸闷，苔薄，脉弦数。本质血虚，近又新感，标本同病，治以兼顾。

处方：川芎1.5g，赤芍6g，炒当归9g，法半夏6g，荆防风各6g，连翘6g，白蒺藜9g，郁金9g，炙远志9g。3剂。

1965年11月1日诊。

昏眩、心悸、连日跌仆两次，泛酸呕吐，泄浊频多，苔白而边尖红赤，脉弦。血虚生风，上扰清空。先予镇降法。

处方：磁朱丸6g，制南星4.5g，甘菊花4.5g，当归6g，川芎1.5g，炙远志3g，炙草2.4g。3剂。

1965年11月5日诊。

据述本月2日又见跌仆1次，前方仍续服，昨日服完。自觉胃纳增强，心悸渐安，惟昏眩如旧，腹痛，带下增多，月经已近，上月9日来潮。视苔匀薄色和，脉弦，面色黄困，晨起眼睑浮肿，适值经期应加意及之。

处方：当归9g，川芎2.4g，丹参9g，鸡血藤9g，朱衣茯苓9g，炙远志3g，炙甘草3g，代赭石12g，甘菊花6g，乌贼骨12g。3剂。

1965年11月8日诊。

药后得效，眩减悸定。月经于昨日来潮，色红，不若前期淡黄，睡眠安稳。今晨颇感清朗，爰步前议，以求巩固。

处方：原方丹参减半，加白芍6g。

【按】患者本已贫血，又生育四胎，无疑雪上加霜，心肝脾肾均亏，清空失养，此时培补正是雪中送炭。正气不足易感外邪，标本同病，兼顾病情补散兼施。外感已除，又生内变，血虚生风，急以磁朱丸镇降安神，以防再次跌仆。患者病已3年，久病多瘀，选用活血通络之品，既可活血又可养血，兼顾安神潜阳。虽然病情变化多端，但辨证准确，选药精当，效如桴鼓。

16. 高血压病案

高血压病的诊断依据为测量血压超过正常标准，临床表现症状轻重悬殊，一般较常见的有头晕、头痛、目花、耳鸣、心慌、失眠、烦躁、肢麻、脉弦等。中医学虽无高血压病的名称，但对本病已早有认识，根据其临床症状，主要隶属于肝经病证项下，与眩晕、头痛、厥证、肝阳、肝火、肝风等关系甚为密切。并与心悸、中风有一定联系，是探讨其病理机制及辨证施治规律的依据。

审证求因，高血压病虽然表现以肝经病候为主，但因内脏之间的整体关系，往往与肾、心密切相关，早期多以肝为主，以后常见与肾、心同病，且可涉及脾，但其间又有主次的不同。由于脏腑阴阳的平衡失调，表现阳亢与阴虚两个方面的病变。阳亢主要为心肝阳亢，但久延可致伤阴，发展为肝肾阴虚；而肝肾（心）阴虚，阴不制阳，又可导致心肝阳亢。两者之间互为联系、演变，故其病理中心以“阴虚阳亢”为主，表现“下虚上实”之候。少数患者，后期阴伤及阳，可致阴阳两虚。

在脏腑阴阳失调的基础上，不但阳亢与阴虚互为因果，且可导致化火、动风、生痰，三者又可相互转化、兼夹，表现“火动风生”“风助火势”“痰因火动”“痰郁化火”“风动痰升”等。在不同个体及病的不同阶段，又有主次、先后之分。风、火、痰三者均有偏实、偏虚的不同。凡属阳亢而致心肝火盛，阳化内风，蒸液成痰者属实；久延伤阴，则由实转虚；因阴虚而致虚风内动，虚火上炎，灼津成痰（或气不化津）者属因虚致实，表现本虚标实（虚中夹实）之证。

治疗首应辨清阳亢与阴虚，标实与本虚的主次，予以潜阳、滋阴；阴虚及阳者又当温养。区别病理因素，分清风、火、痰的主次和兼夹，予以息风、清火、化痰。审察脏腑病机，鉴别肝、肾、心的重点，予以柔肝、滋肾、养心。

医案1：杨某，女，67岁。1977年6月18日初诊。

高血压病多年，刻诊：浮肿，尤以目窠肿甚，心悸，心前区隐痛，关节酸楚，口干需饮，按脉濡缓，舌淡。心肾阳虚，气不化水。拟振阳运输水液，益肾治本。

处方：制附片4.5g，党参12g，茯苓12g，炒白术9g，炙甘草3g，石菖蒲3g，炒谷芽15g，穞豆衣9g，炒冬瓜仁12g，远志3g。5剂。

1977年6月23日诊。

最近纳谷、睡眠均好，浮肿亦减。惟手臂原为左侧运动不利，刻转右侧为重，血压150/100mmHg，按脉节律整齐，苔净。拟作药剂调整。

处方：太子参12g，炒白术9g，茯苓12g，炙甘草3g，泽泻9g，豨莶草9g，木瓜6g，穞豆衣9g，远志4.5g，石菖蒲3g，益母草9g。5剂。

1977年6月30日诊。

肢麻能缓，心悸，搏动过速，但自觉虚里其动应衣得减。苔好，纳可，关节不时酸楚，嗜卧。血压稳定在130/90mmHg。按脉无结代。胸痹气失舒展，综合现证尚平，既得小效，循法前进。

处方：鸡血藤12g，茯苓12g，泽泻9g，天仙藤9g，杜仲12g，海藻9g，丹参9g，黄芪12g，穞豆衣9g，炒桑枝12g。5剂连投。

1977年7月23日诊。

血压稳定在120/80mmHg，心悸、浮肿渐退，按脉节律均衡，舌苔亦净。惟左足部酸麻，手臂及指亦麻。调畅气血以利循行。

处方：鸡血藤12g，太子参12g，菊花6g，海藻9g，炒白芍9g，木瓜6g，炒桑枝12g，钩藤12g，天仙藤9g，红花2.4g，丹参9g，茯苓9g。5剂连投。

1977年10月8日诊。

血压110/70mmHg。证情稳定，肢麻较缓，惟大便时感溏濡，而胃纳较好，浮肿尚可，间觉眩晕，舌苔匀净。拟健脾和络。

处方：炒白术9g，怀山药12g，炒苡仁12g，炒扁豆12g，茯苓12g，鸡血藤12g，炒六曲12g，陈皮6g，炒冬瓜仁12g，穞豆衣9g，天仙藤9g，天麻3g。5剂连投。

1978年3月22日诊。

近作各项复查，心电图尚称正常，眼底有交叉压迹。晨起目窠浮肿，剧时目睑垂垂，心悸、肢麻特剧，胃纳正常，食已知味，大便亦好，仅偶见溏濡，舌苔亦净，脉细而缓。值春阳升越之际，应循证调整脾胃，安和神志，稍佐平肝之品。

处方：太子参12g，茯苓15g，炒白术9g，怀山药12g，鸡血藤12g，当归6g，炒白芍6g，泽泻6g，穞豆衣9g，炒扁豆12g，石菖蒲2.4g，菊花6g，钩藤12g，合欢皮12g。10剂连投。

心悸、肢麻均较前大减，胃纳正常，大便转实。

【按】患者年高，阳虚明显，水湿不运。初以参附、四君为基础，附子强心，又可借其温阳之力，助血脉之运行，运化水湿。补脾胃，以培后天之本。心疾迁延日久，故续以调畅气血、通脉和络为主，平肝安神佐之。循序渐进，缓急有度。

医案2：王某，男。1967年9月6日初诊。

据述素体尚健，从去年7月份突见血压升高，经治后或可下降，但不稳定，今测血压140/102mmHg。症见头眩昏晕，当蹲下起立时，即感欲仆之状，目花舌剥，脉象弦细，是上部血盛，贫充失衡。当予清降调协之剂。

处方：甘杞子6g，炒白蒺藜6g，甘菊花4.5g，决明子9g，桑椹子9g，焦山栀6g，女贞子12g，怀牛膝9g，莲子心1.5g。3剂。

1967年9月10日诊。

药后血压下降，血压120/90mmHg。自觉精神较爽，视苔津濡微黄，脉能转缓，大便正常。原法不变。

处方：前方加生白芍 6g。3 剂。

血压保持稳定，食纳如常，苔净脉微弦。

【按】虽曰素体尚健，结合脉证，乃属虚实兼夹，肝肾下虚而内风上旋，故补泻并用。

医案 3：黄某，女，67 岁。1966 年 1 月 10 日初诊。

测血压 229/118mmHg。肝阳偏旺，头痛而眩，高年之体又多蕴痰，视苔花剥质红，脉弦滑而急，大便干结，当少思虑、薄饮食为宜。

处方：甘菊花 4.5g，石决明 12g，牡蛎 12g，海蛤 12g，冬桑叶 6g，夏枯草 6g，钩藤 12g，朱衣灯心 15g。上方服 3 剂后，血压降至 182/90mmHg。

1966 年 1 月 15 日诊。

处方：原方加白蒺藜 6g，枸杞子 9g。

1966 年 1 月 31 日诊。

服前方后血压下降，精神、食欲均见增强，大便每日 1 次，脉亦缓和，但舌质红、花剥、液欠。前方增育阴柔养之品。

处方：原方加桑椹子 12g，元参 6g。

【按】肝阳偏旺，风火上扰，取用菊花、石决明、桑叶、夏枯草、钩藤平肝潜阳，并加入介类潜阳之品；肝主疏泄，又主藏血，阳盛易致阴虚，故补虚选用入肝之枸杞、桑椹、元参；头眩加用蒺藜、灯心安神。

17. 中风案

历代对中风病理因素的论述，虽有风、火（热）、痰、瘀等多方面，但究其病理基础，总由人体阴阳偏盛、气血逆乱、平衡失调所致。如《素问·调经论篇》说："血之与气，并走于上，则为大厥，厥则暴死；气复反则生，不反则死。"《素问·生气通天论篇》说"阳气者，大怒则形气绝，而血菀于上，使人薄厥。"均翔实地指出了中风的昏厥，是因血与气并，冲逆上至颠顶，而致充血、溢血，精明失用所致。轻者因血气不和，血流瘀滞，引起肢体偏枯不遂。它的病理过程，先为气郁、气逆，继则血菀、血瘀，进而生痰、化火、动风，由此相互因果为病。因此，从瘀、热、痰等治疗中风病，确是针对中风（脑血管意外）病理变化所提出的指导性理论。

在临床上凡遇痰火、瘀滞为患的中风证，应用桃核承气汤合温胆汤治疗，每获佳效。其治疗机理，可从两方的组成谈起：

桃核承气汤（《伤寒论》）：由桃仁、大黄、芒硝、桂枝、甘草组成。功能破血下瘀。主治下焦蓄血证。

温胆汤（《千金方》）：由半夏、陈皮、茯苓、炙甘草、枳实、竹茹、大枣组成。功能清热化痰和胃。主治痰热内扰，胆虚胃失和降，胸中烦闷，虚烦不寐，心悸，眩晕，口干苦，呕吐痰涎，舌苔黄腻等证。

临床合并两方以治中风病，主要是取桃核承气汤下其瘀热，用温胆汤清其痰热。药用桃仁、大黄破血通瘀；芒硝、大黄、枳实下其痰火；辅以半夏、陈皮、茯苓、竹茹等清化痰热；甘草、大枣安中并缓调诸药；桂枝通行血脉。瘀行络通则不至郁而生热，热清火平则不至蒸液成痰。既能阻断产生内风的病理环节，又能使上逆之瘀热痰浊从下而泄，神机获得复苏。

医案1：赵某，男，40岁。

猝然昏仆，不省人事，肢痉，遗尿，痰声辘辘，大便秘结不行，血压高至200/130mmHg，脉息滑数。撬齿视苔黄腻。询知平素嗜酒、吸烟。其证显系痰热肝火随气上逆，激犯清空，血络阻滞，瘀塞而内闭清窍所致，为中风闭实之重证。乃亟投桃核承气合温胆汤以通腑下瘀，涤化痰浊。

处方：生大黄（后下）10g，芒硝10g，桃仁10g，竹沥半夏10g，陈皮6g，茯苓12g，甘草3g，枳实10g，石菖蒲10g，钩藤（后下）12g，炙远志6g，竹沥水（冲服）20ml。

药后大便排出多量粪块，神志转清，痉定。唯右侧肢体偏瘫，续予涤痰化浊之剂，用指迷茯苓丸及和营通络之品，调治半月，逐渐恢复，能行步自如，越8年后方殁。

医案2：梅某，男，50岁。

因脑血管意外，住某总院神经科病房，而邀中医会诊。会诊时患者酣睡神糊，手足均已瘫痪失用。大便秘结五日未行，语言不清，舌謇不灵，苔腻，脉见滑数。血压高至200/140mmHg，此乃中风痰瘀交阻之证。凡属瘀浊凝阻，总以通涤为务。治予通腑化浊，涤痰清热，平降气血。用桃核承气合温胆汤意。

处方：大黄（后下）10g，桃仁10g，芒硝10g，桂枝3g，炒枳实10g，僵蚕10g，炒全瓜蒌15g，制南星5g，茯苓10g，制半夏10g，甘草3g，钩藤（后下）12g，竹茹10g。

服第1剂后，大便未通，但见肠鸣矢气；根据“下之不通，是下证也”的观点，续予原方加怀牛膝10g。药后排出结粪而神清语楚，血压下降，胃纳渐馨，肢体渐能活动。续经调治，能自己步行如厕，取得近期疗效出院。

医案3：丁某，男，52岁。

患者50岁时曾中风，骤然昏仆，不省人事，口眼歪斜，肢体不用，口角流涎。经用开闭通络、活血祛瘀之品而逐渐苏醒。卧床数月，右手足不遂，渐趋好转，初尚持杖活动，嗣能弃杖行走，一如常人。2年后再次中风，猝然昏仆，不省人事，大便秘结不行，鼾息痰鸣，肢体不用。拟桃核承气合涤痰汤增损，以清热下瘀、涤化痰浊。

处方：桃仁10g，大黄（后下）10g，芒硝10g，枳实10g，竹沥半夏10g，茯苓10g，陈皮6g，胆星6g，鲜石菖蒲10g。

并予琥珀抱龙丸1粒，鲜蒲草汤化服。用乌梅擦牙后，撬开口腔，以湿手巾口角咬定，徐徐灌服。

翌日神志转清，便通痰降，渐能张口言语。叠进活血化瘀、涤痰通络之剂，仅后遗半身不遂。继服补阳还五汤及大小活络丹，语言行动再次恢复正常。至七旬余方殁，先后越20年之久。

【按】根据桃核承气汤与温胆汤的功用，结合所举病例证情，说明运用这两张主方加减治疗中风，是通过活血化瘀、清热通腑、涤痰泄浊以达到顺降气血的目的。其应用指征，当以具有瘀、热、痰等邪实的病理表现为据。它仅是治疗中风病多种疗法之一，必须在辨证施治的思想指导下，正确运用。兹从临证实践略谈体会如下。

（1）中风病瘀热在上，闭阻清窍者，当下其瘀热。

由于中风的基本病理，是血之与气，并走于上，瘀热上冲颠顶，神明失用所致。因此在卒中昏迷的闭证阶段，如表现面色深红郁滞如赭色、目赤、颈脉搏动明显、脉象弦硬者，除按一般常规进行开窍外，有时还当从“瘀热”考虑，用下瘀热的桃核承气汤，或主或次地与清火、化痰、息风等法配合应用。通过引血下行，以解除上部瘀热所致的窍闭症状。从临床看，这一疗法颇适用于中风病的某些类型，如缺血性的脑血栓形成以及出血性的脑出血之类。揆其机理，可能是通过活血行瘀，使脑部瘀阻的血脉通畅，则出血自止，溢出络外的瘀血也相应地逐渐得到消散吸收。从桃核承气汤全方药性分析，大黄本为凉血、止血之品，如能与丹皮、赤芍、槐花、水牛角等配伍合用，则更可达到行瘀凉血止血的目的，而无破血之弊。至于对桂枝一药，因其性温通，故以应用于缺血性中风为宜，可加强通络行瘀的作用。

（2）中风病痰火壅结阳明，内闭神机者，当泻其痰火。

中风闭证，邪入于腑，痰火壅结阳明，上蒙神机，神志昏糊，而腹部胀满，按之皱眉，似有所苦，大便不行或泻下臭秽黏垢、焦黄粪便，口噤、口臭、喉中痰鸣有声，舌苔厚腻，脉息沉实滑数者，往往开之不应，必须通利腑道，泻其痰火，兼以涤化。用硝、黄、枳实、半夏、竹沥等品，既能使痰火从下而泄，不致上蒙神机，又可引导气血下降而使神志复苏。

（3）桃核承气汤合温胆汤治疗中风，不但适用于瘀、热、痰的闭证，对闭象解除后的后遗症，及中经络证，有瘀、热、痰等病理表现者，亦同样可以取用。

18. 咳喘案

咳喘是临床上常见的一类病证，极易反复发作，迁延加重。病理性质有虚实两方面，有邪者为实，因外邪犯肺、痰浊阻肺、肝郁气逆，邪壅于肺，宣降失司；无邪者属虚，因肺不主气，肾失摄纳。主脏在肺，并与脾、肾等脏密切相关。

医案：陈某，男，南京大学老师。1972 年 9 月 30 日初诊。

前年起始入冬感寒而作，去年夏秋平静，入冬再作，鼻腔尚有过敏性炎症。故发作时鼻塞声重，咳嗽喘逆，夜分加剧，排痰色白泡沫，脉象滑小。拟涤痰平肃主之。

处方：杏仁 9g，炙麻黄 4.5g，甘草 3g，陈皮 6g，制半夏 9g，炒莱菔子 9g，炒瓜蒌皮 9g，广郁金 9g，生姜汁 1 匙，和服。5 剂。

1972 年 10 月 5 日诊。

药后喘息大定，惟咳嗽仍剧，有眩晕病史，于 10 月 2 日发作 1 次，刻已恢复，视苔退匀，脉滑，着重宁咳，继求定眩。

处方：炙麻黄 4.5g，杏仁 9g，甘草 3g，炒莱菔子 6g，炒苏子 6g，蒸百部 9g，紫菀 9g，生姜汁 1 匙和服，渣入煎。7 剂。

1972 年 10 月 12 日诊。

咳喘均见平定，但因昨至深夜方能就寝，又感咳剧，素有眩晕及过敏性鼻炎病史。视苔色白，脉滑，拟前法续进。

处方：原方加款冬花 6g。7 剂。

1972 年 10 月 21 日诊。

喘疾昨夜复作，为时不长，咳呛、鼻塞均有轻减，但疲乏欠力，当为气虚之证。再进前法，佐以益肺之品。

处方：炙麻黄 4.5g，杏仁 6g，甘草 3g，炒苏子 9g，炒莱菔子 9g，制半夏 9g，白果（去壳拍）7 枚，款冬花 6g，射干 6g，紫菀 6g。7 剂。

另定哮丸 7 粒，每服 1 粒。

1972 年 10 月 28 日诊。

咳嗽、喘逆均平，惟过去有肝炎病史，近感头晕，胃纳尚展，知味量增。爰拟成药巩固及防变。

处方：定哮丸 7 粒，参味合剂 200mL。

1972 年 11 月 4 日诊。

证情尚稳，惟自汗较多，前药甚应，爰就前议续予巩固。

处方：定哮丸 7 粒，参味合剂 200mL，浮小麦开水泡服。

药后汗止，余症悉平。

【按】咳喘入冬感寒即作，风寒束肺，肺气宣降不利，当以宣肺为先，三拗汤为中的之方。排痰色白泡沫，脉滑小，可见痰浊伏肺，壅阻肺气，故佐入二陈，以除喘疾之宿痰，宣肺止咳与涤痰平喘配合调治，使喘定咳平。

19. 低热案

中医学治疗发热，首分外感、内伤。外感发热固属多见，内伤发热亦不少，其病机不外虚实两端。虚者有阴阳气血之分，实者有肝郁、痰瘀、食积等。其症状表现有的暴起骤急，有的倏忽来去；有的高热不退，有的低热迁延；有的状如外感，有的虚象显然。治疗时当权衡主次，分清虚实，方能切中本质。

医案：程某，女。1971 年 7 月 12 日初诊。

据述头眩，心悸，失眠，健忘，纳少，体温波动于 38℃左右，五心烦热，形体消瘦，月经尚准期，但带下频多，色白清稀，视苔不华，脉细而数。此是阴虚之体，最虑低热消耗。爰拟养阴潜育，束带化浊。

处方：乌贼骨 12g，鳖甲 12g，生白芍 9g，菊花 6g，夜交藤 6g，南沙参 12g，玉竹 12g，佩兰 6g。茯苓 12g，枣仁 6g。5 剂。

1971 年 7 月 17 日诊。

时值炎夏，气阴两虚之体，颇难适应，所幸近来白带减少，但脉细而数，语言音嘶，神疲，尤以舌苔欠华，纳差，大便燥结，三四日一行，是液欠肠燥之示。育阴清润，守服原法。

处方：桑椹子 12g，柏子仁 9g，鳖甲 21g，生白芍 9g，菊花 6g，玉竹 12g，橘白 9g，南沙参 12g，米炒麦冬 9g，黑芝麻 12g，朱茯神 12g。5 剂。

1971 年 7 月 21 日诊。

药后已见小效，精神渐振，大便干燥渐润，间日一行，惟形体消瘦较重，因季节适值炎夏，舌苔已趋好转，胃纳随之能增，据情仍以育阴滋润为主。

处方：菊花 6g，玉竹 12g，元参 12g，桑椹子 12g，大生地 12g，白芍 9g，夏枯草 6g，穞豆衣 9g，麦冬 9g，南沙参 12g，益元散（包）9g。10 剂。

1971 年 7 月 31 日诊。

因新感而见发烧，治疗平降，目前症状较前数诊得见退减，纳增，精神较振，惟阴虚之体不易骤复，且易感冒，因防卫力弱之故。爰就具体情况续以育阴清润之剂贯彻前效。

处方：夏枯草 9g，鳖甲 12g，柏子仁 9g，白薇 9g，南沙参 12g，黑芝麻 12g，地骨皮 12g，桑椹子 12g，米炒麦冬 9g，玉竹 12g，朱茯神 12g。15 剂。

1971 年 8 月 15 日诊。

据家属来述前方服过 15 剂，疗效颇好。能进饭两碗，精神亦振，惟近有头眩视花，体温 37.5℃，爰就前议略事调整。

处方：原方加菊花 6g，青葙子 9g。10 剂。

1971 年 10 月 19 日诊。

据家属来述，病情一直退瘥，胃纳甚好，能保持纳量可近两碗饭，精神亦佳，惟间有低烧，在 37.4℃以下，易于感冒，按情分析，体力较前能健，但仍须巩固（大便已正常）。原方略事调整。

处方：原方去青葙子加炙甘草 3g，红枣 3 枚。10 剂。

另二冬膏 1 瓶。

家属前来代述，体力渐复，低烧退瘥，正常工作。

【按】患者素体气阴两虚，卫外不力，复加低热缠绵，最虑耗伤气阴。临证时忌一见热象便妄投苦寒清泄，否则徒使大剂苦寒更戕正气。治当育阴清润为法，复入咸寒，以益阴除热，阴复则足以制火，邪去则低热自退。组方以乌贼骨、鳖甲入药，是仿复脉汤之义。其中鳖甲为治疗骨蒸劳热之要药，《本草汇言》称其“除阴虚热疟，解劳热骨蒸之药也”。因患者带下频多，量多清稀，故易牡蛎为乌贼骨入肝经除湿束带。而后所见之液欠肠燥的便秘，防卫不力的反复感冒等症状，其病理基础均为气虚阴亏，故以育阴清润之剂贯彻始终而病获痊愈。

20. 水肿案

水肿者，《内经》中称为“水”，《灵枢 · 水胀》篇中详载其具体症状，“如水始起也，目窠上微肿，其颈脉动……

腹乃大，其水已成矣，以手按其腹，随手而起，如裹水之状，此其候也。”《金匮要略》称其为“水气”。

人体内正常的水液即为津液，来源于饮食，与气血共同维持人体生命活动。“饮入于胃，游溢精气，上输于脾，脾气散精，上归于肺，通调水道，下输膀胱，水精四布，五经并行。”由于脾气的散精和转输，肺气的宣发和肃降，肾中精气的蒸腾气化，从而促使津液输布于全身而环周不休，维持正常的生理平衡。其中肾的蒸腾气化尤为重要，津液通过气化作用而升清降浊，使清者蒸腾上升，从而向全身布散，浊者下降化为尿液，注入膀胱，故“肾者，胃之关也。关门不利，故聚水而从其类也”。气虚则可致津液停滞，即气不化水；津液停滞而致气机不利，则水停气滞。两者互为因果，从而形成水泛为肿的病理变化。故有“凡治肿者，必先治水；治水者，必先治气”之说。

医案：党某，女，28岁，马西二队，门诊号2002。

7月15日初诊。

病起二年余，面色黧黑斑剥，前年产后腹水，确诊为心力衰竭、心源性腹水，服洋地黄等效不显。按脉体细而不伦，苔薄，右颈动脉跳剧，腹胀而膨，口干少液，食欲不振，姑予温阳行水之剂。

处方：制附片3g，九节菖蒲2.4g，远志根3g，云茯苓12g，穞豆衣9g，焦六曲12g，泽泻6g，炙甘草3g。5剂。

7月20日诊。

药后自述能见小效，舌端液增转润，排溺正常，腹胀减轻，纳量较增，按脉未见间歇，但仍细弱。

处方：原方加鸡血藤、丹参各6g。10剂。

7月30日诊。

症状小有进步，足胫浮肿消退，食欲大展，脉沉细但不歇止，视苔新薄，腹水渐少。虽见小效，但应巩固。

处方：予前方 5 剂。

8 月 5 日诊。

腹水已行，足胫肿消，食欲仍持现状，面色黧黑之斑较淡，苔润，脉能应指耐按，再予前法巩固其效。

处方：前方加当归 6g，炒谷芽 12g。7 剂。

8 月 12 日诊。

肿消，食衰渐复，每餐可纳饭 1 碗，心悸减少，虽值秋后天气酷热，犹能支持。小溲畅，脉仍沉细，舌淡苔白，坚持原法。

处方：前方加太子参 6g。10 剂。

8 月 21 日诊。

一切症状均退，自觉无不适感。视苔甚佳，按脉调匀无间歇，前法略减其制。10 剂。

12 月 1 日诊。

停药已 2 月余，照常进行田间操作。腹胀已消，足胫浮肿退愈，视苔颇净，纳谷复常，脉息缓静。唯面部微浮，劳动后气息欠平，当据证续谋彻治。

处方：制附片 3g，远志 4.5g，石菖蒲 2.4g，泽泻 6g，炙甘草 4.5g，鸡血藤 9g，丹参 9g，穞豆衣 9g，当归 6g，谷芽 12g。7 剂。

面浮渐愈，能事小劳，食纳如常。

【按】本案病起心衰，心阳虚弱，不能温化水液。盖水得阳则化为气，气得阴则化为水，水不运行则留贮而为肿，故拟温阳强心行水为治，菖蒲、远志、茯苓等，功能补益心气，佐入一味附片温振心阳，利水消肿。因病起于产后，素体气虚血弱，见脉体细，口干少液，故加入丹参、鸡血藤等药以养血行气，以冀血充气行。然胃为后天之本，故后期增以健脾养胃之药而收功。

21. 慢性肾炎案

慢性肾炎的症状表现，涉及中医学病证的有多种，如水肿、尿血、虚劳等。其症状不一，病理变化均关系肺脾肾，而病根于肾。多属久病由实转虚，虚实夹杂之证。

医案1：廖某，女，成年。

患隐伏性肾炎未能发觉，于1969年初先是自觉两目干涩昏糊，常服石斛夜光丸无进退。至1970年10月查眼底证实因肾炎所致，小便发现蛋白、红细胞等，方引起重视。

1970年12月2日初诊。

慢性肾炎，迁延7个月，蛋白时多时少，腰酸不痛，面额青色，午后浮红，有鼻炎病史，气道常有痰沫，舌苔不华而褐，脉细数。综合证情是肺肾同病，须兼而治之。

处方：三妙丸（入煎）9g，茯苓12g，玉米须21g，焦栀炭9g，鸭跖草9g，桔梗4.5g，粉甘草3g，广郁金6g，白芷3g，泽泻9g。3剂。

12月30日诊。

尿液检查：蛋白（+++），脓细胞少，红细胞少，颗粒管型0～1。因感冒诱起急性发作，头痛，小便排量少，腰酸，苔白脉数。一面疏表，一面清里。

处方：柴胡4.5g，荠菜花12g，六月雪21g，菟丝子12g，川断9g，泽泻9g，穞豆衣9g，茯苓12g。3剂。

另服银翘解毒片。

1971年4月2日诊。

检查血压98/70mmHg，尿液检查：蛋白（+++），脓细胞少，红细胞少，管型少。症见腰酸头昏，足踝部浮肿，咳嗽有痰，鼻流黄涕，苔薄微腻，脉小数，动则易汗，肺肾两虚。

处方：南北沙参各9g，紫菀6g，桔梗4.5g，川百合12g，炙麻黄1.2g，杏仁9g，陈皮3g，茯苓12g，车前子12g。5剂。

至7月24日，先后在他处复诊14次，尿液检查：蛋白（+++），脓细胞（+），颗粒管型少。

1971年9月20日再至我处复诊时，检查：蛋白（+++），脓细胞（+），颗粒管型少，红细胞少。右侧腰酸不痛，眼眶色青，面有浮肿，纳可，舌质红，苔薄，脉弦细。

处方：荆芥、防风各9g，杭白芍9g，川断肉9g，胡芦巴9g，小青草9g，荔枝草9g，半枝莲9g，银花炭9g，乌梅炭9g，淡附片6g，白茅根30g，荠菜花9g。5剂。

1971年9月25日诊。

尿液检查：蛋白（+++），脓细胞（+），上皮细胞（+），红细胞少，管型少。头痛，咽喉疼痛，有脓涕，舌淡红，苔薄，脉沉细。

处方：金银花9g，土牛膝9g，杭白芍9g，乌梅炭9g，荔枝草12g，半边莲12g，白茅根30g，荠菜花9g，川断肉9g，鹿角片9g，金狗脊9g，黄柏炭9g。5剂。

1971年9月30日诊。

处方：原方5剂。

1971年10月6日诊。

尿液检查：蛋白（+++），红细胞（+++），舌淡苔薄，脉细弦。先事止血和阴。

银花炭 9g，炒白芍 9g，乌梅炭 9g，白茅根 30g，荠菜花 9g，侧柏炭 9g，半边莲 12g，荔枝草 12g，旱莲草 21g，川断 9g，小蓟 21g，飞廉 12g。3 剂。

另参三七粉 1.2g，分 2 次吞服。

1971 年 10 月 11 日诊。

据尿液检查：蛋白（++），上皮 1 ～ 2，红细胞（+++），脓细胞（++），颗粒管型 1 ～ 3。

较上次对比有好转，证情依然未解，面色青苍，苔淡白，纳差，时有泛呕，按脉细数。仍主清化湿浊，适应现证。

处方：白茅根 30g，飞廉 21g，荠菜花 9g，仙鹤草 21g，藕节 21g，银花炭 9g，血余炭 9g，荔枝草 21g，泽泻 9g，鸭跖草 9g。5 剂。

1971 年 10 月 16 日诊。

原方 5 剂。加参三七粉、郁金粉各半，吞服。

1971 年 10 月 22 日诊。

原方 5 剂，加黄柏炭 6g。

1971 年 11 月 27 日诊。

素有肾炎，稍有腰酸腰痛，肿已消，纳可，近日稍有外感，大小便排泄正常，尿液检查：蛋白（++），持续不降，红细胞少量。胁痛腹胀，眼花头昏痛，口干，舌质稍红，脉细数。证属肝肾不足，治宜调肝益肾。

处方：大生地 9g，白芍 6g，怀山药 12g，茯苓 21g，淡附片 3g，川断 9g，枸杞子 9g，马鞭草 12g，荠菜花 12g，茜草炭 12g，玉米须 12g。5 剂。

1971 年 12 月 3 日诊。

尿液检查：蛋白（+），脓细胞少，上皮细胞（+），红细胞少，人工流产已 40 天，未干净，舌苔薄白。

处方：原方去淡附片、马鞭草，加旱莲草 9g，莲房 9g。5 剂。

1971 年 12 月 8 日诊。

服前药有效，蛋白微量，以巩固疗效。

处方：仍按原方加法半夏 9g。5 剂。

1971 年 12 月 13 日诊。

症状同前，尿检蛋白微量，脓细胞 0 ～ 2，红细胞 0 ～ 2。

处方：大生地 9g，白芍 6g，怀山药 12g，茯苓 21g，川断 9g，桑寄生 12g，甘杞子 9g，荠菜花 12g，山苦参 9g，玉米须 12g。7 剂。

1971 年 12 月 20 日诊。

目前无明显症状，尿检蛋白微量，脓细胞少，红细胞 0 ～ 1，上皮细胞少，舌淡苔薄脉细。拟补肾为治。

处方：太子参 9g，大生地 9g，白芍 9g，补骨脂 9g，川断 9g，狗脊 9g，玉米须 12g，甘杞子 9g，桃仁 9g，红枣 5 枚。7 剂。

1971 年 12 月 27 日诊。

蛋白微迹，脓细胞少，上皮细胞少，拟原意治疗。7 剂。

1972 年 1 月 5 日诊。

肾炎 1 年，尿液检查：蛋白极微，脓细胞 0 ～ 1，上皮细胞少。服前药效可，无明显症状，脉细数，舌苔薄白。原方加减。

处方：太子参 9g，大生地 9g，炒白芍 9g，补骨脂 9g，川断 9g，狗脊 9g，玉米须 21g，荔枝草 21g，桃仁 9g，甘杞子 9g，红枣 5 枚。7 剂。

嗣后小便检查为阴性，连续 5 次复检均为阴性。间服杞菊地黄丸、二至丸。

1972 年 4 月 8 日诊。

小便复查第 7 次阴性，足证肾功能完全恢复，目眶青色已退，面色转华，月经基本正常，惟时觉目光视线不清，偶有腰酸，舌苔匀净，脉息缓和，拟明目养肝以济肾。

处方：甘杞子 9g，桑椹子 9g，地黄 12g，炒白芍 6g，菊花 6g，青葙子 9g，川断 6g，桑寄生 9g。7 剂。

证情平稳，此后复查小便仍示正常。

【按】此例由于隐伏性肾炎未能及时察觉，而以两目干涩昏糊为主症。提示是肝肾不足，因“目为肝之窍”“目受血而能视”“五脏六腑之精气皆藏于肾（包括先天之精、后天之精）”“肾精上承则目明耳聪，肾精不充则视物昏糊而目干涩”，说明肾是主病之脏，其次为肺气失和，卫阳不密，故并发鼻炎、咽炎，经常引起感冒、咳嗽、痰多，动则易汗，表现肺肾同病，导致急性发作，甚则出现严重血尿。经肺肾同治，并用止血和阴、清化湿浊之剂，疗效满意。最后用培益肝肾以治本，清化湿浊以治标，肝肾功能渐复，肾气固摄，尿检逐次恢复正常。在治疗过程中尚有人工流产 1 次，恶露淋漓，及时作了适应治疗，故未生枝节。

医案 2：邵某，女，27 岁。1971 年 11 月 15 日初诊。

慢性肾炎时历 1 年，仍有尿频、尿急感，特别自觉左半侧腰部灼热，小便排时欠爽，时或热痛，浑浊有沫，据尿液常规检查：蛋白（++），剧时并见红细胞、颗粒管型、脓细胞等。视舌红赤，边尖细胞显露。最近乳蛾红肿，月汛尚准期，白带频下。综合以上症状，是湿热凝注下焦。治以清泄疏化。

处方：山苦参9g，荠菜花12g，泽泻9g，猪茯苓各9g，车前子（包）12g，川断9g，黄芩9g，怀牛膝9g，桑寄生12g。5剂。

1971年11月30日诊。

服上药后，症状有好转，今日查尿蛋白（+++），脓细胞、颗粒管型少，舌尖红，苔薄白，脉细弦。仍按前法为治。

处方：原方5剂。

1971年12月23日诊。

药后好转，原方加味。

处方：原方加六月雪15g，荔枝草15g，大生地9g。5剂。

1972年1月15日诊。

药后有效，尿液检查已近正常，腰部微痛，晨起目窠微肿，服去年11月25日方甚洽，爰就前议加味。

处方：原方加黄芪12g以益气利水。共服10剂而诸恙皆却。

【按】本例以尿热或痛为主症，当属中医“淋证”范畴。临床伴见乳蛾红肿，纯为一派热证、实证。湿热下注，膀胱气化不利，发为本病。治以清化湿热，药用山苦参、荠菜花清利下焦，泽泻、猪茯苓、车前子淡渗利水，川断、牛膝、桑寄生补肾培本，标本同治，使病情平稳康复。

22. 耳鸣耳聋案

耳鸣耳聋都是听觉异常的症状，两者可单独出现，亦常合并兼见。耳聋多由耳鸣发展而来，如《医学入门》所说“耳鸣乃聋之渐也”，二者症状虽有不同，而发病机理一致。

因“肾气通于耳，肾和则耳能闻五音矣”(《灵枢·脉度》)，故“髓海不足，则脑转耳鸣”(《灵枢·海论》)。耳为肾之外窍，十二经宗脉所灌注。肾精充沛，髓海得濡，则听觉正常。肾精损耗，髓海空虚，不能上濡清窍，而致耳鸣、耳聋。即《医林绳墨·耳》所说：“耳属足少阴肾经，肾气虚败则耳聋，肾气不足则耳鸣。”由此，其治疗多以滋降为大法，常选六味地黄丸加减。

医案：王某，男。

素有遗泄、滑精病史，多方治疗未效，嗣忽两耳失聪，终日感有鸣响之声，疲乏无力，纳差，睡眠不实。五官科检查无鼓膜破损，亦不松弛，无急慢性耳炎经过。长期服镇静药不效，要求进服中药。余按“肾藏精”“耳者肾之窍”，故精脱者则耳聋，液脱者则阴虚耳鸣之理论，书耳聋左慈丸方，嘱服 1 月，日 2 服，每次 6 ～ 9g。服后有效，复诊时，嘱其守服，约两月后，耳聋竟能逐渐聪复，遗泄亦减。在治疗过程中，因久服丸剂，似有妨碍胃纳，乃阴药久服致胃阳不振，辅以五味异功散数剂，即转正常。

【按】考耳聋左慈丸以六味地黄丸加味而成，有同名二方。一方加磁石、五味子，一方加磁石、柴胡。古人分别使用于足少阴证、足少阳证。查耳聋之由，一属足少阴（肾经），一属足少阳（胆经）。此例患者先有遗泄、滑精史，导致耳聋失聪、鸣响，询之有腰酸、胫骨酸楚之特征，更有疲乏无力、纳差、睡眠不实等状，当为少阴经之表现。思考《内经》“精脱者耳聋”“液脱者胫酸耳数鸣”之说，颇与此证相符。故取用了加慈石、五味子之方，通过实践，体现了理论指导方药的组合和运用。

精、气、血、津、液资于五谷，五谷运化于脾胃，胃为水谷之海，故胃气为脏腑之本。本例久服丸剂后妨碍胃纳，辅以五味异功散数剂，即转正常。可证滋补肾阴药易碍胃阳，进一步理解到“脾胃为后天之本”，人体精气生化之源来于胃，更可证明“久病不愈从胃治”之理。

23. 虚损案

虚损是由外感、内伤诸多原因引起的五脏亏损、气血阴阳不足的泛称，可见于各种慢性疾病的中晚期。虚、劳、损之名始见于《内经》，如《素问·通评虚实论篇》给“虚”下了一个很明确的定义，即“精气夺则虚”；《证治要诀》谓：“五劳者，五脏之劳也，皆因不量才力，勉强运为，忧思过度，嗜欲无节，或病失调将，积久成劳”。总以补益为其基本治疗原则，即“虚则补之”“劳则温之”“损则益之”。

医案：苏某，女，47岁，江苏省南京市白下区人大委员。

1966年4月1日初诊。

主诉：胃纳衰惫，心悸怔忡，眩晕，脘胁疼痛。

病史：由肺结核转至肾、骨。曾住本院医治数月。因手术频作影响脾胃运纳，有时肠胃掣痛，脘及胁肋疼痛，去冬起乳房剧痛，往往因痛而醒。刻以胃纳衰少，心悸怔忡，眩晕疲惫甚。

西医诊断：肺结核、肾结核、骨结核。肝脾肿大，球部、十二指肠溃疡。

刻以胃纳衰少，心悸怔忡，眩晕疲惫甚。

中医诊断：虚损。

病机：五脏虚损，气血两伤，积虚成损，上损及下。

神萎不振，声音低微，苔色褐不华，切脉两手细弱无力。

治法：综合病情是五脏内损，当务之急当从养心益胃着手，不特治标，亦且图本。盖胃能展拓，化源自增，心有所养，则荣行五脏，濡养百骸，委顿情况改善可期。

处方：柏子仁 9g，炙甘草 4.5g，太子参 12g，黄芪 12g，生熟谷芽各 21g，焦六曲 12g，橘白 9g，饴糖 1 勺和服。5 剂。

服药后静卧片刻。

1966 年 4 月 7 日诊。

药后甚稳，诸症均减，尤以大便渐实、嗳气减少为佳，惟入暮有微胀感，脘痛隐隐，前法既洽，略事调整。

处方：原方加玫瑰花 2 朵，绿萼梅 0.9g。5 剂。

1966 年 4 月 14 日诊。

昨日小劳，夜分即感睡眠不实，嗳气脘滞，胁肋又觉疼痛，但按脉虽细犹能流利而非劲硬，亦无间歇，视苔尚匀，胃气较前能展，拟于原方加调肝之品。

处方：柏子仁 9g，炙甘草 4.5g，太子参 12g，生谷芽 12g，玫瑰花 3 朵，绿萼梅 0.9g，焦麦曲 9g，代赭石 9g。5 剂。

1966 年 4 月 21 日诊。

症状均能轻减，但值气候阴雨，又感肢臂腰脊酸楚，疲乏无力，视苔尚匀，脉仍细软，当加强前制，以巩固效果。

处方：原方 5 剂。另鸡血藤膏 1 瓶。

1966 年 4 月 28 日诊。

月经来潮，影响所及，以致胁痛、心悸怔忡均见加剧，泛恶欲吐，苔滞食减，周身疼痛，脉象细而弱。从调经和营，防其排量过多，亟谋制约。

丹参 6g，仙鹤草 9g，柏子仁 6g，炙甘草 3g，炒白芍 6g，太子参 9g，莲房 12g，炙女贞子 9g，墨旱莲 9g。5 剂。

药后精神逐渐好转，体力改善，疲乏轻减。

【按】久病劳损，诸脏辗转皆伤。但脾胃为后天之本，脾胃之气得复则化源有力。心为君主之官，运行气血而荣养周身，濡润五脏。故治从健脾胃、养心血入手，从而带动整体功能渐复。参、芪共用，气阴双补，柏子仁养血宁心，生熟谷芽、焦六曲健脾助运，玫瑰花、绿萼梅行气，诸药结合，补气养血而无壅滞之弊。

24. 痛经案

妇女正值经期或行经前后出现周期性小腹疼痛或痛引腰骶，甚则剧痛昏厥者，称为“痛经”。有关痛经的记载最早见于《金匮要略·妇人杂病脉证并治》：“带下，经水不利，少腹满痛，经一月再见”。周老认为痛经发病机理主要是妇人经期时血海由满盈而泻溢，气血变化急骤，受到致病因素的影响，导致冲任寒凝瘀阻，气血运行不畅，胞宫经血流通受碍，以致“不通则痛”，或胞宫冲任失于濡养，不荣而痛。其辨证当根据疼痛发生的时间、性质、部位以及痛的程度，结合月经期、量、色、质及兼症、舌脉并根据素体情况等辨其寒、热、虚、实。治疗以调理冲任气血为主，或行气，或活血，或散寒，或清热，或补虚，或泻实；又当结合素体情况，或调肝，或益肾，或扶脾，使之气顺血和，冲任流通，经血畅行则痛可愈。临床发现以寒凝气滞所致疼痛为多，这类患者往往伴有月经后期。治当温通，可用当归四逆汤加减。

医案：赵某，女，27 岁，上海人。1960 年 7 月 10 日初诊。

病情：自1954年起经前乳房胀痛（当时该女20岁）且多愆期，1957年7月结婚，婚后3年来每至六七月间出现右腹部剧痛而昏仆，经至时尤多痛楚，注射黄体酮鲜效，自1959年8月20日开始进服中药以逍遥散作主方，效亦未显，迨至1960年6月25日经行伴见头眩昏麻剧甚不能工作。

症见面色青苍，苔白，发音不亮，经期前乳核胀大，刻仍胀痛，手臂不利屈伸，肢麻，食欲不振，呕吐，胯腹引涉腰际疼痛，有抽掣感，得温则舒，头昏而痛，位从额际上引，脉细而迟。

综上所述，结合苔脉证情，归纳分析，是血分虚寒为因，导致气滞血郁，波及奇经，侵犯冲任，而致月经失常、痛经。取温运法，当归四逆汤加味。

处方：当归9g，川桂枝3g，炒白芍9g，粉甘草3g，细辛1.8g，大枣5枚，川通草3g，橘核12g，鹿角霜9g，干姜1.8g，制乳香6g，青木香3g。煎服，6剂。

1960年7月19日诊。

前方连服6剂，无渴饮反应，自觉精神较振，继取原方3剂服后，即不感胁腿抽掣，视面渐华，脉较前起扬。纳谷、二便排泄均如恒常，睡眠亦佳，刻在经汛前约1周，当续服观察，更为有利，前法既洽，不作原则变更，就原方加味。

处方：前方加入陈皮3g，川芎2.4g。

1960年8月12日诊。

前方共服8剂，当经期来潮时，掣痛均减，惟见呕吐，历旬方愈，在精神方面已能振奋，即在经期工作，亦不甚感累，面色逐渐转华，纳谷较好，二便正常，此届经期自7月31日行至8月4日干净，较上次排量、色泽均好，经后带下亦少，尤以乳房胀痛大减，但尚有凝核自按大如桂圆，按脉较前起扬，舌苔匀净津濡，日常通体汗润，睡眠亦安，就原有基础上作进一步求效，并防范呕吐，即本原旨立方。

处方：前方去乳香，加入制半夏6g，云茯苓12g。6剂。

1960年9月9日诊。

此届月经迟四日而至，腹痛大减，乳房仅感微胀，不觉剧痛，呕吐未作，经色尚未转红，仍有紫色及凝块，历3日而净，视舌红润，精神情绪均感兴奋，脉犹细软，有头眩之感，据状已逐步转佳，循序渐进，以期彻愈。

处方：原方去橘核，加乌药3g。6剂。

1960年9月30日诊。

距经汛期尚有4日，腹痛不作，乳房凝核渐消，不感胀疼，呕吐平止，惟头眩甚于午后，食后约逾二三小时，脘部有似饥非饥之感，腹胀肠鸣，矢气则舒，大便正常，小便如恒，舌苔匀净，面色华润，仅有目眶微现青色，按脉体细耐压有力，综合病情已得小效，尚以脾阳不振，体力犹欠，应转入健运养血图治。

处方：炒白术6g，当归6g，川芎1.5g，怀山药12g，炒白芍6g，陈皮3g，连壳砂仁（后下）2.4g，炒黑豆皮9g，川续断9g，青木香3g，制香附6g，炒苡仁9g，炒谷芽12g，干姜1.2g。6剂。

1960年10月11日诊。

此届经期仅迟2日而至，排量色泽，均甚正常，越5日而净，除腹部微有胀痛，右乳房稍见硬胀外，余无别症，苔匀，脉缓，面色渐华，以前法作调理处置。

处方：去炒苡仁（缺而删），加吴茱萸1.5g。6剂。

1960年11月17日诊。

月汛应期迟4日而至，并无疼痛，越5日方净，精神如常，食欲亦好，惟经期排量不多，色泽较上次为差，有1次呕逆，每日午后三时许，自觉腹胀气滞，“得后与气，则快然而衰”正符此证，苔颇匀净，脉亦滑利，乳房在经前微感隐痛而已，核消、抽掣胀疼均瘥。经过治疗，进步尚称满意，但八年病株，尚有余蕴，续拟温脾化气，养血和血并施。

处方：炒白术6g，当归6g，川芎1.8g，炒黑豆皮9g，干姜2.1g，老木香2.4g，连壳砂仁（后下）2.4g，细辛1.2g，陈皮6g，制香附6g，淡吴萸1.8g，云茯苓9g，炒枳壳3g。6剂。

月汛如期而至，亦无他证。

【按】书云“女子以肝为先天”，经云“肝藏血”，又云“冲脉为血海”。故《内经》谈到女子生理有“二七而天癸至，太冲脉盛月事以时下。”这已说明妇女月事，要以肝脏和冲脉为主，月经正常与否当决定于肝之调节，冲之盈虚。今寒邪久羁血分，厥阴、太冲均病，首先表现月汛失调，因血分遇寒则凝，凝则郁滞，血滞波及于气，气滞又复导致血郁，从而经汛愆期，痛胀剧甚，其来有自。故治疗根据病理分析所得，法取温运血行，采用当归四逆汤为主，针对乳房凝核胀痛，加入适应药物，如橘核、乳香、木香等。八年宿疾，获效显著。

25. 激经案

考“激经”之名，见《脉经》卷九。关于“激经”，历来医家的认识、意见不一。周老认为其辨证关键是虚、是实。如《济阴纲目》说：“大抵妊娠经来不多，而饮食精神如故，六脉和缓，滑大无病者，血盛有余也，儿大能饮，自不来矣。”因而有“胎盛”之名，说它是实，没有考虑它有半产之虞。直至清末（近代）张山雷在笺下沈尧封的《女科辑要》时，阐述了他的体会：“若妊娠月月行经，又不碍胎，惟旺盛者，偶或有之，然虽如期而来，亦必不如平时之多，方为有余而溢之征。如其按月能行，且亦如未孕之状，则终恐固摄无权，半产可虑，胎盛一说，已非确论，又曰胎垢，更是无知妄作，可鄙已极”。张氏从证情分析指出激经之征，估计后果，仍须从症状反映。如经来量少，且见身反洒淅，不欲食饮，头痛心乱，呕哕欲吐等症，治以培养为主，方能保证胎儿发育，及期而产，母子安全。诚如《脉经》所云：“今阳不足，故令激经也。”所谓阳不足乃现阴有余相对之现象，故经事在妊娠期月月来潮，并非血盛，当责之阳不足，实乃气不摄固，恐其半产，当属虚证。再从脉诊体认是否寸口脉阴阳俱平，荣卫调和。总之，周老认为综合经行排量及有无症状，参酌脉象，则不难断定为虚、为实。他于临床每逢此证，投以泰山磐石饮，俱得良果，知实非血盛，“胎盛”之名与“激经”不洽，“胎垢”之名，尤为荒诞。下举治例，以证前议。

医案 1：吴某，素体不强，婚后怀孕半产，嗣即月汛不一，迄未再孕，经用中药调治，得经期准行，相隔 9 年，再次怀孕，至 3 个月时，忽见下血微量，而腰酸特甚，深虑流产，即投泰山磐石饮加苎麻根，约服10剂，血止腰健，如期顺产一女。

医案2：马某，中学教师。素体甚健，长于体育，于30岁结婚。婚后怀孕至3个月，月月下红，量少而色淡。有泛恶呕吐、不思饮食、头痛、腰酸等症，脉象软小无力，与形体不侔。患者虽素体甚健，但脉象软小无力，红下色淡量少，故非血盛有余之实，乃脾气虚弱、血失固摄之象。拟补气健脾、养血安胎为治，投泰山磐石饮加苎麻根。

处方：党参10g，白术10g，炙草3g，当归10g，熟地12g，川断10g，砂仁（后下）3g，黄芩10g，阿胶（烊冲）10g，并重用苎麻根60g。1剂。

即效，续守前方，至6个月时，一切正常，及期顺产。

【按】《景岳全书》的泰山磐石散（亦说泰山磐石饮），为补气健脾、养血安胎的主要方剂。其药物组成乃从十全大补汤去肉桂、茯苓，加川断、黄芩、砂仁、糯米。治妇人气血两虚、倦怠少食、屡有堕胎之患者（指现代医学所谓习惯性流产）。周老生平临证对此类患者往往取用本方，特别加苎麻根30～60g，收效尤佳。《医学大词典》所载本方用法甚详，“但觉有孕，每隔三五日进一服，至四个月后方保无虑。杂论亦称此方及千金保孕丸，于保胎诸方中为最妙。”

26. 妊娠痉厥案

妊娠痉厥多指妊娠晚期或正值产时或产后，孕妇忽然眩晕倒仆，目呆头倾，两臂屈曲，两手紧握，两脚内转，旋即强直性抽搐，剧烈颤动，双目上视，牙关紧闭，面色青紫，约经15秒至2分钟，抽搐停止，全身肌肉松弛，昏不知人，须臾醒，醒复发，甚或昏迷不醒。周老认为本病多因孕妇肝肾或脾肾素虚，因孕重虚，阴血更为不足，肝失濡养则肝阳上亢；也有孕后七情内伤，恚怒伤肝而致肝阳上亢者，亢则阳化风动；或水不济火，心肝火盛，风助火威，风火相煽；或湿聚成痰，痰火交炽，蒙蔽清窍，也有火灼成瘀，瘀阻血行，脏腑失养发病者。如此多脏受累，因果相干，症情错杂。周老从临证中发现本病以脏腑虚损，阴血不足为本，风、火、痰、瘀为标。故其治法当一面补益脏腑气血，一面祛除实邪。若因风热，用钩藤汤；若风痰，加南星、半夏；若风邪急搐，加全蝎。但妊娠重身，尤其当注意气血不足的发生，处处顾护气血。

医案：张启明媳汪氏，怀孕足月，忽患肝风痉厥，医者固然不敢投重镇剂，而又不敢大投养阴剂，仅进轻描淡写之平肝药，不效。当痉厥剧烈时，竟分娩矣，产妇昏厥不省人事，肢痉肉瞤，面青目赤，龂齿咬唇，恶露不能畅行，某医嘱进抱龙丸，处方用逐瘀之品。邀余诊时，已逾30小时，按脉数劲，勉强将牙关撬开观舌，见其舌边红刺。

药用羚羊角、生石决明、明天麻、钩藤、生地、鲜石斛、元参、甘菊花、芍药、丹皮、阿胶、淡菜、童便等，制成大剂，1剂知，再剂而痉平神清，调理旬余便瘥。

【按】盖患者素体阴虚，当怀孕期间，尤须血养，营血不足，则化燥生风，经云“阴虚生热，热生燥，燥生风”，即此理也。产后阴虚，尽人皆知，况胎前已见痉厥，肝阴大伤，更属明显，故亢阳飞越，风动不定，壮烈之火，势必灼尽有限之阴而后已。不可拘泥“产后必须逐瘀”“产后忌用凉药”说法，故急予羚羊角、生石决明、明天麻、钩藤等以镇肝息风；生地、鲜石斛、元参、阿胶等以滋补肝肾之阴；

芍药、丹皮清热凉血；甘菊花清肝。

27. 交肠病案

交肠病，指大小便易位而出，《医碥》云："交肠者，大小便易位而出也，乃脏气乖乱所致"。周老认为其因多为醉饱房劳或大怒气乱，真脏气乖，气乱于中，肠胃失和，不循常度，泌别失职之所致也。法当宣吐以开提其气，使阑门清利，恢复司泌别之职则愈；或治以五苓散或四物汤加海金沙、木香、槟榔、木通、桃仁之类；又可以五苓散、木香调气散各 3g，加阿胶末 3g，汤调服；或研黄连阿胶丸为末，加木香少许，汤送下；肥盛多痰者，二陈汤加枳实、木香。

医案：年前有李姓妇，观剧归来，如厕，忽有稀粪自前阴出。惊异非常，星夜求诊，知为交肠病，考古人治疗成法，不外分利，为疏五苓散，两投竟获效果。

【按】交肠病，为妇人之特病，而男子所绝无者，且为罕见之症，往往询诸临证数十年之老医者，亦未经见。本例患者病虽治愈，莫知其然，宁非憾事，因细研其理，盖乡间剧场，系临时借用庙宇，妇女入场后，因无女厕所，想系忍溲气涨，得此诱因，二腑组织之薄膜微伤，清浊混道，故稀粪由前阴而下也。五苓散虽无补复之力，而有分水之功，人身固有自然恢复之机能，但不能续受创伤耳。

28. 麻疹案

麻疹是一种常见的急性发疹性疾病，为儿科四大病证之一，具有较强的传染性，正如《麻疹拾遗》所说："麻疹之发，多为天行疠气之传染，沿门履巷，遍地相传。"该病如护理得当，往往能够安全痊愈。

麻疹多发于冬春季节，因感染麻疹时邪所致，性属阳毒，六腑肠胃之热蒸于肺，外感内伤并发，故有“麻疹之发，本诸于胃”之说。麻疹病毒侵入人体之后，有其一定的发病程序，如首先出现的症状是发热、汗出、咳嗽、流涕，继则便溏或泄、发疹，再则转入恢复期，从而依次制定相应的治疗法则。具体治疗如下。

前驱期：以宣透为主，使病毒外达，如薄荷、银花、牛蒡子、桔梗、蝉衣等。如胃纳不香，加谷芽；如热甚，加黄芩、山栀；再有他症时，可随症酌加。

发疹期：仍以清透为主，可用初期宣透药物增损施治。有食积者，加谷芽、麦芽、枳实；腹痛者，加延胡、赤芍；口渴者，加葛根、花粉、竹叶；疹色太红者，加丹皮、紫草；呕吐者，加藿香、竹茹；咽痛者，加山豆根、射干、桔梗、甘草；便秘者，加大黄、元明粉；咳嗽甚者，加桑白皮、杏仁、苏子；喘急者加川贝、葶苈子。此期疹点是否出透，与预后良否关系甚大，故当依疹出程度而权衡治疗对策。

恢复期：以养阴为主，清其余毒辅之。如生地、地骨皮、麦冬、桑皮、杏仁、前胡、知母、元参等。同时要注意饮食起居上的摄养，促使其迅速恢复健康。

若疹发不畅而内陷，则常见有两种疾患，一是走马疳，一是泄痢。前者以清胃火为主，如石膏、人中黄等内服；后者急用大黄、莱菔子、枳壳以导泄其余毒。

医案1：俞某，男，4月9日诊。

咳嗽入夜急剧，发热38℃，唇红苔滑，大便通畅，脉数。在耳际胸膺有麻疹稀疏现达，亟予透托，冀能速达为得。

处方：净蝉衣 2.4g，浙贝母 6g，整杏仁 4.5g，薄荷 2.4g，炒牛子 6g，桔梗 3g，生楂肉 9g，紫背浮萍草 2.4g，粉赤芍 3g，鲜枇杷叶（去毛）2 片，荷叶 9g。1 剂。

药后疹透热降。

【按】所用治法透托为主，故药选轻清宣透之品，以迎合麻疹喜清凉之性，从而使得麻疹时邪自内达外，由里出表，疹出方能毒解。故古人有“麻宜发表透为先，形出毒解便无忧”之说。

医案 2：胡某，男，5 月 24 日诊。

麻疹未能透发，痧毒内陷，咳嗽剧急而沉闷，大便滞下赤白脓状物，体温 38.5℃，苔腻，指纹青显，证势重大，亟予解毒清肠。

煨葛根 3g，赤茯苓 9g，枳壳炭 3g，赤白芍各 3g，生黄芩 3g，川通草 2.4g，浙贝母 6g，紫花地丁 6g，焦楂炭 6g，广郁金 3g，陈莱菔缨 6g。

药后泻止疹透，咳清热降。

【按】因麻疹初出，全是肺经之症，兼见泄利者，缘由肺与大肠相表里，表里俱病也。毒热移入肠胃，则使传化失常。且有毒邪内陷之势，当在清解疏透的同时，加清肠解毒行滞之品。

29. 疔疮走黄案

疔疮是发病迅速而危险性较大的疾病。此证随处可生，但多发于颜面和手足等处。疔名最早记载于《素问·生气通天论篇》中“膏粱之变，足生大丁。”“丁”者，是形容此疮，其形小，其根深，有如钉形，后人在字形上加“疒”为疔。《外科精义》中载“丁肿初发时，突起如丁盖，故谓之疔”。据此足证中医认识疔疮，及确立病名，历史较早。该病的病因有三：一为诸经火毒，二为上焦风热，三为炙煿药酒。“夫疔疮者，乃外科迅速之病也，有朝发夕死，随发随死，有三日五日而不死，一月半月而终死，此在于毒之浅深，脏腑之平逆，气候之寒温，肃杀之瞬息……。”若疔疮火毒炽盛（尤其颜面疔疮），早期失于治疗未能及时控制毒势，走散入营，内攻脏腑而演为走黄。走黄之名首见于窦梦麟的《疮疡经验全书》，一般而言，由疔疮并发的全身性化脓性感染，即所谓走黄，其来势暴急，多为正盛邪实证。疔毒走散之后，并非仅限于心包经，其他脏腑亦可累及。如《疡科心得集》“外症虽有一定之形，而毒气之流行，亦无定位。故毒入于心则昏迷，入于肝则痉厥，入于脾则腹疼胀，入于肺则喘咳，入于肾则目暗、手足冷，入于六腑亦皆各有变象，兼症多端，七恶叠见。”疔毒走黄，其轻重顺逆亦有所别。故其治疗贵乎早，初起即治者，十治十活，稍迟者十全五六，失治者十全一二。临证治疗当从火毒论治，以凉血清热解毒为原则，方用黄连解毒汤、五味消毒饮等化裁。神昏者加安宫牛黄丸、紫雪丹和至宝丹等，同时各证型均可酌加外治法。恢复期虑其火毒伤津耗液，常取清润之品作收功善后之用。

医案：患者，李某，男，27岁。1959年10月22日22时30分初诊。

患者于4天前，右颧部生一小疖肿，微有疼痛，继则逐步增大，痛势加重，昨日又加恶寒高热，上腹部绞痛，痛势持续且阵发性加剧，体温一直波动在39.9℃左右，右腮明显肿胀，面积从右口角到乳突部，上自右目外眦至颈部，中央有一破口，直径约 0.5cm，上盖有黄色脓性分泌物，不易取下，脓液少，肿处发红，中等度硬，无波动，表面温度稍高，轻压则痛，在破口之周围，尚有数处呈红色颗粒状小肿点未破溃。院方初诊为①右颊部痈；②败血症。采用青霉素、链霉素治疗，并调整体液平衡，当即发出病重通知。至下午 3 时呈昏迷状态，邀余会诊，随即前往诊治。视患者面部右颊生疔，已历 5 日，据证当为颧疔，剧毒内攻而致走黄，故头面肿大下及颈部，肢凉神迷；脉象数疾，齿燥，苔黄，体温高至 41℃，大便未行，小溲黄浊，最虑毒盛，内闭而趋脱。亟拟解毒凉血、护心安神法，选用加味三黄解毒汤。若神志转清，方是佳症。

处方：川水连、紫草、人中黄各 4.5g，白菊花 2.4g，灯心 30 支，黄芩、黄柏、生大黄、焦山栀、连翘各 9g，生银花 30g，煎汤鼻饲。

并用琥珀蜡矾丸 9g，乳细，温水化开，于药前先服（鼻饲）。

另以鲜野菊叶汁频频灌下。

10 月 24 日午诊。

病情显著好转，神志渐清，头面肿消，张目环视，体温接近正常，视苔黄浊，中心犹嫌板滞，小溲量增而畅，色黄，大便未行，但有矢气先兆，知饥思谷，且能睡眠，惟疮口曾稍出血，但旋即停止。据状知已转入佳境，仍以解毒凉血为主，适应病情，减小其制。

处方：原方加丹皮、赤芍各 9g，继服 2 剂。

10 月 26 日下午诊。

2 日来情况大好，神志转清，大便得行，但顷见咳嗽、咯吐血丝、口干，舌苔燥黄干滞，边缘滑赤，脉细滑数。此疔毒侵肺，肺热势张，而胃热亦炽。拟肺胃两清之法。

处方：生桑白皮 12g，知母 6g，川贝母 9g，生冬瓜仁 12g，焦山栀 6g，炒瓜蒌皮 9g，黄芩 6g，元参 12g，青竹茹 9g。

上药共煎浓汁，头二煎和匀，分作 3 次服，连服 3 剂。

嗣于 11 月 14 日下午访问，患者精神渐复，眠食均已正常，咳嗽、咯血消失，疮口愈合，痊愈出院。

【按】《素问·生气通天论篇》说："膏粱之变，足生大丁。"认为其人在日常生活中，过食炙焒、药酒而致积热成毒。所谓"诸经火毒"是说明疔疮虽然生于身之外表，然与内脏相通。按其所发部位及症状，分析五脏所属，这就体现了中医学中的整体观念和脏腑关系。如陈实功《外科正宗》中即载有五脏发病的外在特征。结合本例证候，初起于面部颧颊处小疖，因挤压而增剧，乃至头颈肿大，高热神昏，甚则肢凉，恶候顿起。发自脾经者在腮颊，发自肺经者，重则腮损、咽焦。尤以手足厥冷，神昏不语，形如尸胖之死证，乃疔毒内攻脏腑，危在旦夕，可以发生六脉暴绝，内闭外脱而死亡。今诊脉象数疾，尚属一线生机，爰取大剂三黄解毒汤，配以琥珀蜡矾丸及鲜野菊叶汁，其中以琥珀蜡矾丸防止毒邪攻心，继以大剂解毒药清热凉血，野菊叶汁乃善治疔毒之良药，故收效既捷而良。咳嗽排痰夹血，呼吸急促，乃疔毒侵肺之示，治转两清肺胃，所幸至此大便已通，邪热下行，热毒能有出路，故得转危为安。

诊余漫话

1. 对祖国医学的认识问题

祖国医学在近半个世纪里，遭遇到资本主义国家的文化侵略，备受毁谤、歧视、摧残。由于这样的恶劣环境和历史根源，导致中西医界不少人士产生了对祖国医学的模糊认识，这是不足为怪的。自从党中央毛主席提出了中医中药是祖国文化遗产之一，必须很好地把它继承下来，流传下去；也指示了系统学习，全面接受，然后加以整理提高的正确方针，号召大家学习。因此引起了全国医务工作者的重视，同时也产生了各种不同的认识，简要地归纳一下，大致有如下几个类型。

（1）认为祖国医学只有经验，而无理论。他们怀疑中医的疗效，否定中医的学说，尤其对中医理论中的阴阳五行学说视为玄学、不科学。

（2）认为中医治病全凭药效，因此主张一病一方一药，而忽视了中医的整个理论体系。

（3）认为中医是有理论的，而理论不在于古代的《内经》，后世的《温热》，只需研究《伤寒论》《金匮要略》才是中医学的主要。

（4）承认中医有治愈疾病的事实，但一看到中医书籍，就被名词术语吓倒，也就认为没有钻研价值。

（5）认为党中央号召学习中医，这不过是一个政策问题，并不是学术问题。

（6）认为中西医学既然是两个不同的体系，那又怎样能合流呢?

（7）认为当此号召向科学进军的时期，学习中医理论，是不是开倒车？是不是阻碍科学进步?

（8）认为祖国医学在历史方面，在发展方面，在理论方面，在治绩方面，都有它的继承性、统一性和整体性，应该全面认识，不可以片面的态度对待祖国医学。

总起来说，有正确认识的、有否定的、有怀疑的、有半信半疑的，因此在这样一个思想认识极不一致的处境下，对事业的发展，易于引起阻碍，必须通过“百家争鸣”，各抒己见，认真讨论，趋于一致，这是于事业有利的。爰就上述各点，以我个人主观看法，一一提出，请予指正。

关于第一点。我们要讨论这一问题，必须先谈一谈祖国医学有没有理论体系？从历史方面结合到学术方面说，众所周知，人类有了疾病的客观存在，才有医药的治疗，通过祖先们的劳动创造，经验积累，从点滴的经验知识、相互交流，以“口耳相传”“认识相因”的长期实践发展到这一阶段，因此需要理论的指导。我们知道一切学术发展的规律，无理论则不能指导实践，无实践则不能证明经验。如果要实践，就必须通过经验的理论，再来指导实践。所以说，实践、经验、理论、再实践，是有其一致性的。中国医学与其他学术一样，在历史的过程中，正是如此。由此可以推知祖先们的医药经验是从实践中得来的，是从客观产生的，而中医学的理论又是从客观需要继续诞生的，是有它循乎事物发展的规律，而不是虚无主义、凭空想象，这是祖国医学理论产生在历史方面的根据。

其次，就需要谈到什么是中医学的理论体系？中医的理论以什么作为指导思想？建筑在什么基础上的？又在什么条件下建立的？根据我国第一部医书《内经》，正值春秋战国“百家争鸣”时期编成的，也是客观需要、总结经验、建立理论的历史时期给予了它的条件。它记载了远古积累的经验，收集了四方的治法，采用了当时普遍运用的阴阳五行学说，以“天人合一”观念（也就是人与自然界的关系）、“整体观念”（也就是人身脏腑相互联系的关系），来说明疾病的成因和变化，乃至诊断、治疗以及预防摄生。从认识治疗的规律中，得出理、法、方、药，始终贯彻了八纲、三因、四诊、八法、七方、十剂而成为体系。虽然八纲、三因、四诊、八法、七方、十剂这些名词是后人陆续制订的，但那是从《内经》《伤寒论》《金匮要略》的原则中引申而发展或归纳出来的。这里一谈到八纲就关系到阴阳，谈到三因就关系到六气。总的说来，是以古代哲学中的阴阳五行作为思想指导，在辩证唯物的基础上，成为中医学的理论体系。一直运用了二千多年，起到诊治疾病的良好作用。所以有人认为《内经》是春秋战国时期总结了往古的理论和经验而成为祖国医学继续发展的源泉，这确是老老实实的说法，并不夸大。

再次，就需要谈谈阴阳五行有没有物质基础？阴阳五行是祖先们在观察自然中，从物质反映所得的认识，如《易经》的系辞上说："仰则观象于天，俯则观法于地，观鸟兽之文，与地之宜，近取诸身，远取诸物……以类万物之情。"这段文字，可以说是描写古人认识宇宙万物的记录，把万物的性情用阴阳作为分类，逐渐成为学说，并将其运用到各个方面。它渗透到中医学方面，是由于医学发展过程的必然性，医学实践需要理论指导，这就很自然地采用了。诚如前面所述，《内经》的成篇，是医学本身所创造的物质基础，与经验和客观存在的阴阳五行学说联系起来，成为理论体系，作为事物的说明。这两种都是从客观存在产生，而有物质基础的，与幻想玄说、主观唯心、否认客观物质存在有根本上的不同。至于怎样把经验和实践联系起来，得到一个正确的认识，应该钻研事物的本质。毛泽东同志认为无论何种知识，都是不能离开直接经验的，任何知识的来源在于人的肉体感官对客观外界的感觉，否认了这个感觉，否认了直接经验，否认亲自参加变革现实的实践，他就不是唯物论者。离开了实践的认识，是不可能的。认识开始于经验——这就是认识论的唯物论。据此，我们有什么理由说中医只有经验而无理论？又有什么理由说阴阳五行不科学呢？但是，从前有很多机械唯物论者，要问阴阳究竟是个什么东西，我们的答复是以我们日常生活中一刻都不可离开的"东、南、西、北"方位来说明这一点的。例如：你在北京的北海公园，要到天安门去，不知方向，就得请教人家说，我到天安门去向哪面走？人家可以肯定回答向南。这是因为天安门的位置在北海公园的南面，所以他可以肯定地指示你向南。如果你自己早已晓得这个方向，你自然就会从北海公园向南走去，这都因为有客观存在的物质基础的缘故。第一是因为你去过天安门，知道它的方位是在北海以南，所以向南走。第二是因为有去过天安门的人告诉你，通过他的言语，或许你看过一幅北京地图，记载着北海公园和天安门的位置，通过感官反映在你的大脑里，所以你虽然没有去过，也会向南走。第三是你请问人家时有个目的地，因此回答你的人有所根据，他指导你向南，这都是事实。言之有据，行之无讹，但是你一定要问东南西北是个什么东西？这就与问阴阳在中医学理论中究竟是个什么东西是同样的一个问题。你如承认东西南北的方向，的确在你日常生活中是一刻不能离开的，是起到生活指导作用的，而偏偏不信任阴阳五行在中医学上起到指导作用，这不是主观唯心思想的障碍是什么？因此我们要研究一种学术，哪里能没有一个方向作为行动指导呢？我们应该体认阴阳五行在中医学上的应用，其广泛性实超过方位的运用，却都确指事物而言，绝不是玄虚的，它是辩证的、唯物的，我们以辩证唯物、历史唯物的观点来看待它，才是正确的认识。要追寻理论根据指导实践，舍弃钻研《内经》，是没有第二途径的，如果钻进去，理解了这些道理，自然有“谏果回甘”之乐。姑举一例以证此说，常熟李中贵医师，对《内经》病机十九条研究的体会，他认为从病机逐条分析，可供临床鉴别诊断之机要，有些病例与病例之间，从表面看似乎相同。但从实质细察，适为相反，例如“诸病水液、澄澈清冷，皆属于寒。”临床系指吐泻清澈透明的稀薄水液，这是属于寒证，而相反“诸呕吐酸，暴注下迫，皆属于热。”同样是吐泻症，在于呕出物性状区别，以发酸的而为热，盖酸必热蒸，暴注下迫，亦多系急性热病之发作症状，张洁古谓“暴注非阴，久泻非阳”。这些都是病理机转分析事物的象，归纳就是综合事物的理。中医的辨证论治是凭观感诊察来分析事物的象，综合事物的理，结果得到经验的归纳，又成为理论的根据，绝非玄妙空论，处处以物质为基础，所以说中医的学术确实是科学的。

关于第二点。治病有赖于药效，药物是治病的武器，这是大家所公认的事实，但使用武器有使用武器的技术，而运用药物也必须有运用药物的技能。什么是技能？即是用中医的理论来指导诊断、选药、组方，对药物本身来说，有酸、咸、甘、苦、辛的五味之分，又有寒、热、温、凉四气之别，因此结合病情，有寒者热之、热者寒之、热因寒用、寒因热用以及风淫于内、治以辛凉、佐以苦甘，以甘缓之、以辛散之的治法。在这样的原则下，就不能脱离了中医的理论来使用中药，正因为中医在辨证论治的原则上运用中药，那就更不可能机械地采取一病一方一药，要知道病有千变，药随病异，而在有纲领、有规律的基础上灵活运用，这是中医的特点，其中理由，试论如下。

例如黄连治痢疾，中医一向是实地应用的。在《神农本草经》就载明“味苦寒，治肠澼腹痛下痢”，如果针对症状取效良速，但不等于一切痢疾都用黄连治疗，而黄连也不仅限于只治痢疾。在运用时又不仅单用黄连一味，是从审察病证，配伍其他药物而应用的，如左金丸、戊己丸、香连丸、黄连丸等均可治痢。古人用黄连、吴茱萸组成的左金丸治肝火之吞酸吐酸，亦治汤药入口即吐之噤口痢疾；于前方中加入芍药则名戊己丸，治热痢热泻、下痢赤白有腹痛、米谷不化的见证；香连丸的组成是以黄连、吴茱萸同炒去萸用连与木香为丸，治下痢赤白、脓血相杂、里急后重，理论根据是：“此手足阳明药也，痢为饮食不节、寒暑所伤、湿热蒸郁而成，黄连苦燥湿、寒胜热，直折心脾之火，故以为君，用吴茱萸同炒者取其能利大肠壅气，且以杀大寒之性也，里急由于气滞，木香辛行气，温和脾，能通利三焦，泄肺以平肝使木邪不克脾土，气行而滞亦去也，一寒一热、一阴一阳有相济之妙，经所谓热因寒用也。”（见《医方集解》)。其次有治久痢的黄连丸，配以赤石脂、乌梅肉（见《太平圣惠方》）；治妊娠期赤白痢的黄连丸，配以蛤粉炒阿胶、砂仁、川芎、干姜、白术、乳香、枳壳、梅肉等（见《济生方》）；治冷热不调所致的痢疾用黄连阿胶丸，伍以阿胶、茯苓（见《局方》）；有时还配上石莲肉、陈皮等药。这样的灵活运用，不但治好了痢疾主病，也消除了呕吐、腹痛、谷食不进等症。但是我们现在了解各地医院也常采用黄连治疗赤痢，这项疗效报道很多，仅举两例以资比证。

（1）太原市传染病院樊玉奇“用香连丸等治疗痢疾”，他于1954年6～9月选择了急性痢疾（细菌性）患者，用香连丸吞服治愈了31例，他还与大蒜汁灌肠、氯霉素口服，作了治疗对照，其结果：①香连丸与大蒜浸汁对细菌性痢疾与氯霉素、磺胺类药物有同等之特异疗效。②药材系国产，制造简便，易于保存，价格低廉，适用于广大群众。③服用无痛苦，大人小孩均可服用，无不良反应。

（2）某总医院“黄连治疗细菌性痢疾87例初步分析”一文，报告了用黄连粉装入胶囊给成年人内服，和用糖浆配成10%混悬液予小儿使用，治愈率达93.59%，其疗效高于磺胺药物。

肯定以上二例的实践，可以证实中医一贯运用黄连治痢，其疗效是正确的，但也可以看出一个问题，即一为用中医习惯所制之配伍丸剂，一为单纯用黄连粉末，结果前者31

汤、治疟疾热重口渴之柴胡白虎汤、治壮热不能食之知母鳖甲汤、治虚疟之何人饮、治妊娠疟之柴胡知母汤，这些方剂里仅有知母鳖甲汤用到常山，其他都能收到治疟之效，却不一定用常山。这又是一个例证。

通过前列的疟、痢两个例证，可以很清楚地看出，不能固定于一病一方一药的办法来“作茧自缚”。

关于第三点。我们谈到这一点，如果承认了中医是有理论，也了解了中医的理论是如何产生而建立的，那就不难弄清道理，拟从如下的分析论证。

（1）中医理论既然是客观事物的产物，具备科学基础，那么他的发展就应该是有继承性的发展，必然在原有理论基础上逐步充实，事实是不是这样呢？请从中医文献和临床研讨即得，《内经》已具载了伤寒的病名和致伤寒病的病因病理，如“今夫热病者皆伤寒之类也”“人之伤于寒也则为病热，热虽甚不死”（这包括了广义伤寒和狭义伤寒而言）。在《难经》中说过伤寒有五，这就把广义和狭义的伤寒讲清楚了。迄至汉朝张仲景身历其境，遭遇到伤寒病的流行，目睹它危害人民生命的严重情况，本着悯怀病苦的心情而“寻求古训”，“撰用素问，在往古的医学理论基础上，结合了自己的临床经验，著作了《伤寒论》。”谁都承认张仲景起了“继往开来”的作用，尽了他应尽的责任。但是《伤寒论》《金匮要略》二书能不能完全代替了中医学呢？有两种不同却认为可以的看法。一种是天真的想法，认为《伤寒论》和《金匮要略》已给人以大经大法，如能掌握就可以应用无穷了。一种是割断历史的看法，在理论和治法上认为上不要《内经》，下不要《温热》，这样的看法，难道说中医这门学科就不需继承，不需发展吗？！断无此理。我们再从《伤寒论》

所用的方剂研究一下，就可得到它的来龙去脉，如62条（治平本）“发汗后，身疼痛，脉沉迟者，桂枝加芍药生姜各一两人参三两，新加汤主之”，充分说明仲景是根据中医理论的发汗以后，身疼痛不解是表邪未尽之症，如脉见浮数，则可更发汗，今脉不浮数，而反表现了沉迟，根据脉沉者荣气微也，迟者荣气不足血少故也的判别，知邪未尽而荣气复虚。更从上文57条“伤寒发汗以后，半日许复烦，脉浮数者，可更发汗，宜桂枝汤”作一比勘，则需灵活地运用桂枝汤，因而把原方芍药、生姜的分量加重，再加上一味人参，而名之曰新加汤，这完全是辨证论治的准则，也可以知道仲景所用之方剂仍然是远古的遗留，经他创造性地做了辨证论治的加减法，从而更深刻地体会到自序里的“若能寻余所集则思过半矣”训言，教导我们学习他的理论还应该学习他所学习的理论，这不更清楚吗！其次，是在1930年甘肃居延海所发现的木简中有医方四简，“伤寒四物”是其中之一。诸木简中所载年号，上自前汉太初三年（公元前102年）直到后汉建武六年（公元30年），而《伤寒论》的著成，根据自序里的“建安纪年以来犹未十稔”（约在公元205年以前）则可推出木简的伤寒方要早于《伤寒论》著作时间百年左右。再看到伤寒方药量以分计，《伤寒论》药量以两计，充分说明了在历史条件下继承和发展的过程。

（2）从《伤寒论》里“发热而渴，不恶寒者，为温病，若发汗已，身灼热，名曰风温。”这是仲景已为温病立论，历唐宋金元明清迄至近代，是步步发展的，其中以刘河间的防风通圣散表里两解法突破了拘泥于先表后里的圈子，继刘河间开辟了温热治疗途径者颇不乏人，尤其是明代汪石山的新感说，至清叶天士更以营卫气血作温邪盘踞浅深的标准来语来说明人体内脏活动情形，是有客观事物根据的，尤其在针灸治疗方面的循经取穴，我们看到喉病取“少商”、疝病取“大敦”的收效之捷，这一客观事实哪容忽视呢。其次拿治疗来说，我们如遇到一个出虚汗的患者，首先要问他出汗是在白昼行动的时候？还是在夜晚睡眠的时间？还是头额汗多？还是胸膺汗多？还是醒后自汗？还是寐中盗汗？再结合舌苔、脉象把它分析而归纳起来，认为“阳虚自汗”“阴虚盗汗”或阴阳两虚的自汗盗汗并见，来选方用药。因为要掌握了经络、三焦、表里、虚实、阴阳、五行、营卫、气血等等，才能灵活运用“辨证论治”的法则。

总的来说，这些名词术语是中医祖先们在临证实践中，根据客观事物而创立的，不是向壁虚造，我们应该以虚心而诚恳的态度来研究它、整理它，这是历史所赋予我们的期望，全体医务工作者和有关的科学工作者都应当承担起来，尤其是中医同志。怎能因名词术语而犹疑却步呢！？

关于第五点。有人认为党中央号召学习中医，这不过是一个政策问题，并不是学术问题？我们应该看看党是怎样提出这个问题的呢？党是在继承和发扬祖国文化遗产的政策上，认为中医中药是其中之一，提出了继承和发扬的指示。这就明显地指出了中医中药是学术问题，诚如1954年10月20日人民日报社论说：祖国医学有数千年的历史，有丰富的内容，有实践经验，在治疗上已发挥了巨大作用，难道说这不是学术上所起的作用吗！如果承认是一门学科，有理论的指导，有实践的经验，从而收到治疗的良果，那又怎么能说不是一个学术问题呢？社论又说：“例如深入研究针灸疗法，便有可能在现代医学理论上写出新的一页，甚至可能因此要重新审查关于健康人和病人机体活动和神经调节已有的理论。”中医学本身如果没有理论，又怎能在现代医学理论上写出新的一页呢？确实中医学有它独特的理论体系，从辨证到论治，都是根据理论来进方用药，或诊断取穴，而恰如其分地投治获得良果的有关实例，前面已作了不少介绍，这里不再重复了。倘若把中央的号召，看成仅是一个政策问题，不是学术问题，那么这个政策就仅仅是为了中医的饭碗问题了，我说中医学的内容真是如此的话，中央也决不会提出它是文化遗产，而要继承发扬，我们也可理解到过去“中医无学”的说法，是歪曲的，是错误的，我们今天更不能以这样的观点来曲解政策。

关于第六点。认为中西医学，既然是两个不同的体系，那又怎样能合流呢？

关于第七点。认为当此号召向科学进军的时期，学习中医理论是不是开倒车？是不是阻碍科学进步？

这两个问题是可以合并一谈的。众所周知，西医学是从尸体解剖来认识生理病理的，是从细菌原虫认识病因的。中医学是从活体患者所现症状认识病理的，是从自然变化到人体变化认识病因的。因此说中西医学的理论确是两个不同的体系，一则以实物为依据，一则以唯物辩证为依据，他们共同之点，均是科学。有人说既然俱是科学为什么不能合流呢？在目前来说中西医学都有它的优点，却也都存在了它的片面性，不够完整，还需在现代科学不断发展的情势下，随时采纳，给予补充，我们一谈到现代科学，就感到它的范围广泛了，绝不可能局限于现代医学科学，正因为现代医学有许多仪器是现代科学家的发明，帮助了医学，即使在理论方面也必须学习现代科学来完整医学的理论，这一点中西医有同样的需要，因此考虑到怎样来合流，那就只有在相互学习和共同学习现代科学，提高认识的基础上，才能合流，这样是可以解决前一问题的，在解决前一问题的基础上，对后一问题是可以迎刃而解的，如果认识到中西医的科学性，那么研究它就是向科学进军，更谈不到开倒车阻碍了科学进步。

2. 疫疟研究及治疗报告

如皋地居江北，向称富庶，又以县东掘、马、丰、岔等区民风朴实，不啻一桃源区也。惟近年来，叠受虫蝗旱灾，农作物收获锐减，已感农村破产经济竭绝之虞，皋人不幸，更遭空前疫疠，其形势之扩大，早载苏沪各报，不仅为本省政野所注意，几为全国人士关心焉，而吾塘更为灾疫奇重之区，乌可不作一详晰之报告，以供医林研究而谢举国关怀之盛情欤？倜虽不敏，请事斯言，爰分原因、症状、治疗、灾情、结果，一一缕述如次。

（1）原因

①远因：去年秋末，吾塘患疟者占全区人口数百分之五，足以惊人！因乡人平昔迷信观念太深，缺乏医药常识，视疟为无足轻重之病，始则求神祷禳，继则购服秘方，不效方延医服药，更指初次患疟之人曰胎疟，尤属不经，并绝对禁止截堵，虽寒热发至十数次之多，亦谨守此训，其愚真不可及也。一般医家鉴于叶天士治疟不用柴胡，便相率效尤，视作禁例，甚且论柴胡为发表药，并引叶先生“柴胡劫肝阴，葛根竭胃汁”二语，奉为金科玉律，更不知援用化学上类似盐规成分治疟之常山、草果、地骨皮等品，是以去年患疟病者，虽不致死，动辄绵延数月，而直至今春仍未告痊，亦不乏人。考西医学上疟疾原因：为麻拉利亚原虫（即疟原虫）侵入赤血球，但疟虫不能直接侵入，其媒介为安俄

斐雷司（即疟文），此种学理，已为全世界医家所公认，至于传染后至发病时之潜伏期，自三十六小时至二十一日不等，则于蚊蚋绝迹之隆冬，应无患疟之人矣！而事实殊非尽然。检查患者血中并无疟虫，投以奎宁可愈。更有热非间歇性，而属弛张性或稽留性，或无热之患者，每于其血液中检得疟虫，而染疟虫者，未必作疟型。因而联想我国医学根据风、寒、暑、湿、燥、火六气之正常与非常，而为致病之原因，有至理焉。尤有进者，感非常之气而不立现病型，日积月累时，始发病状，有所谓伏气病也。然则去年秋末不正之气，伤人致疟，延久不愈，抵抗力衰减，复为今年疫疟流行张本，目之为远因，不亦宜乎。

②近因：今夏小暑炎热，时未至而气已至，大暑中淫雨不已，华氏寒暑表最高不出九十度，时至而气不至，秋后天气忽转炎燥，温热常达百度，绝无肃杀之象，沛登考否氏谓气候不适于人类生活，而适于病菌发育，其此时欤？中说当其时而有其气为之正，非其时而有其气为之淫，气候不正若此，求其灾疫不生，病菌不殖，能幸免乎？！况乡农当夏秋之交，正工作吃紧之时，芟除棉草，日出而作，直至日入而息，晴燥时感袭炎暑，阴雨后饱受水淫，证诸《内经》“夏伤暑湿，秋为痎疟”之论，当无间言。然往岁疟病未尝如斯之猛且烈，又为何故？即往岁之气候未有如斯之剧变也。有显著之证明者，为患疫之人多属劳农，推其原因：不外劳汗伤形，感袭不正之气，体工调节机能失职，抗御力弱之所致耳。

疟疾名称在西医曰麻拉利亚，已如前述，在中医书籍中记载繁复，名称颇不一致，见于《内经》者有痎疟，为一切疟之总称，又有寒疟、温疟、瘅疟之别，更以见症而定十二经之疟名。见于《金匮要略》者有疟母、瘅疟、温疟、牝疟、劳疟之分。至若瘴疟、暑疟、风疟、三阴疟等名，均为后世创立。若夫疫疟，则雷氏少逸言之甚详，所载症状，证诸今年流行疟病，颇相符合。而在西医方面，采取患疟者血液标本，经显微镜检查，发现恶性疟原虫，为恶性疟，疟冠恶性，或亦表示其严重险恶也。疟名曰疫（疫说文谓民皆疾也），其亦沿门合境长幼相似之谓耳。然则疫疟与恶性疟之名称，各有含义，姑并存之。

（2）症状

寒、热、汗三程清晰，为疟之定型。然有先寒后热之寒疟，先热后寒之温疟，但热不寒之瘅疟，但寒不热之牝疟，症状各殊，休作有时，其定例也。今春吾塘患疟者即较往岁为多，但无特异之征，殆夏末秋初，不旬日间，便蔓延全区，罹疫总数竟达二万人以上，死亡有三千之多！而所见症状初起大半为恶寒发热，辗转不清，头痛，络痹，身重不便转侧，脉息浮弦数而大小不等，舌苔白腻，呕吐胸痞，腿膝酸楚特甚，口渴不欲纳饮，或竟大饮，目红溺赤，甚则神昏谵语，或昧若尸厥，四肢厥冷，但一经汗泄，诸症悉平，嗣即定时而作，寒热渐次清晰，其转为寒重于热者有之，热重于寒者有之，若能按法施治，绝不至死，治疗失法，沦于死亡者，吾不禁为之频呼冤屈也。

（3）治疗

仅就一得之愚，分别见症，各为疏方如下。

恶寒发热，辗转不清，头痛身痹，脉象浮数或弦大，舌苔白腻，或尖边红赤，呕吐胸痞，腿酸口渴，投以自制清宣解疫汤。

陈豆豉（炒）　薄荷　青蒿珠　忍冬藤　炒枳壳　川朴

广郁金　法半夏　连皮苓　午时茶　益元散　广藿香　焦山栀　丝瓜络　荷叶

神昏者先服至宝丹一粒，鲜蒲草汤化服。

先寒后热，层次清晰，举发有时，汗不通泄，得汗即解者，投以加味香薷饮。

陈香薷　制川朴　薄荷　炒黄芩　法半夏　青蒿珠　广藿香　午时茶　姜衣

寒热平衡，得汗解肌，休作有时，脉弦，口苦，胸胁苦满，投以加减小柴胡汤。

柴胡　法半夏　炒黄芩　粉甘草　青陈皮　青蒿珠　生姜

但热不寒，汗泄透衫，肢凉胫冷，投以桂枝白虎汤。

知母　粉甘草　生石膏　粳米　桂枝

热剧寒微，或但热不寒，汗泄迟慢，口渴烦饮，身酸溲赤，予以自制青蒿白薇汤。

青蒿梗　白薇　淡黄芩　飞滑石　焦山栀　连翘　金银花　薄荷　川通草　竹叶　活水芦根

汗后身热退减，掌心如烙者，本方加地骨皮。

如汗泄过多，身热不易减退者，本方合白虎汤加柴胡、冬桑叶，去薄荷。

寒、热、汗三程清晰，疟型确定，投以自制解疫截疟饮。

炒常山　槟榔　煨草果　柴胡　青皮　普洱茶　桃奴

疟型确定，口渴大饮，舌苔灰黑欠津，大便秘结，投以大柴胡汤，去姜枣加甘草。

柴胡　淡黄芩　芍药　半夏　大黄　炒枳实　粉甘草

寒重热微，胁满苔灰，胸脘板滞，渴不引饮，水液不竭，口泛甜味，投以达原饮加兰草汤。

槟榔　煨草果　川朴　常山（炒）知母　黄芩　兰草

寒重热微，或但寒不热，投以柴胡桂姜汤。

柴胡　桂枝　淡干姜　牡蛎　天花粉　黄芩　粉甘草

疟型不撤，或寒热止，愈后腹胀，有块可征，投以鳖甲煎丸。

寒热已愈，面浮胫肿，腹胀食衰者，投以自制温脾饮。

煨草果　炒茅术　法半夏　老木香　连壳砂仁　炒广皮　炒大豆卷　焦六神曲　花椒壳

上列诸方，随证施治，功效良著。空暇列举验案证明，并细绎方义。

疫劳严重时之社会情形

吾塘疫疠起自七月间，初不甚烈，其时邻壤如掘港、丰利、岔河，亦渐次萌动，至八月间愈酿愈烈，蔓及全区，以保甲调查四乡，几无一家能免者，陆放翁云“十室病八九”，尚不足喻此时之惨也。疫疠之剧，有罹及全家而丧其一二，甚则合家死亡而及其亲友者，数数见也。病者吟于室，死者陈于堂，白镪飞地，哭声震野！买棺延医求药者，跄跄不绝于途，市中各业冷落，惟药店材肆布号，夜深尤不得闭户，斯时百工皆病，伐木不能为棺，裂帛不能成衣，死亡相籍，有五六日不得殓藏者！田垄间遗穗满田，棉花如雪，亦无人顾及焉。北乡王姓者，一家四人，母死妻殆，贫不能殓，痛稚子无依而自沉于水。有农人张姓者，家资不过二百元，令巫祝禳鬼，乃耗至二十五元之多，益见教育未溥，民智蚩然，足梗卫生行政，医药常识不达乡鄙，可悲也。全区医师奔驰救治，至于疲病者实繁，倜生其一也。因之不谙方书之徒，闻风兴起，咸来敛钱，妄投药石，误损人命，颇不少见，此偶所见闻，笔之于此，亦我医界之痛史也。尝闻野老言："清光绪十四年、二十八年，大江南北，两遭虎疫，然死亡之率，尚不及今年十分之三。"

上记疫情，区公所曾报县转署呈省，陈主席关心民瘼，饬专署组防疫会，派许济弘君率队来塘，邑之中医公会巡回诊疗队，及吾塘治疫委员会，共同救治，时经两旬，始克肃清，而拯皋民于水火也。

偶生忝居医林，天职所在，竭我驽钝，以谋救济，奔驰两月，至于疲病，以此一病以谢地方，耿耿之怀，幸荷父老鉴谅！亦即偶私心所引为快慰也。

（4）结果

目下金风乍起，气候趋于正常，疫疠虽杀，农村归于破产，社会萧条，经济竭蹶，田园将芜，耕耨无人，饥馑之年，连于灾后，死者已矣！生者何堪？援笔至此，不禁潸然！深望政府贤达，博爱缙绅，有以善其后也。

3. 温热顾阴

（1）温热顾阴的含义

温热顾阴是中医治疗温热病的大法。温热致病因素是热邪，与伤寒致病因素迥然不同。温热顾阴，与伤寒顾阳相对而言。喻嘉言说："寒病之伤人十之三，温病之伤人十之七……缘真阴为热邪久耗，无以制亢阳，而燎原不熄也。以故病温之人，邪退而阴气犹存一线者，方可得生……总当回护阴之根底……兹特提出手眼，以印证先人之法则。"以后叶天士更具体地说："救阴不在血，而在津与汗；通阳不在温，而在利小便。"朱武曹说："伤寒必当救阳，温病必当救阴。"吴锡璜说："治温病宜刻刻顾其津液。"从这些学说中可以探知温热顾阴的论据。这里所指的阴，包括人体的津、液、营、血、精等。顾阴，主要是因热为阳邪（包括湿热相兼，伏寒化温），最易化燥伤阴。前面已说过温热病的病因是热邪，不论感而即病，或伏而后发，其机转总以化燥伤阴为趋向，从整个病程的邪正交争来观察，主要视其阴液之存亡，而决定其后果——痊愈或死亡。因此在病变过程中有“留得一分阴液，便存得一分生机”的经验。《素问·评热病论篇》：“有病温者，汗出辄复热，而脉躁疾，不为汗衰，狂言不能食，病名为何？……病名阴阳交，交者死也。”阴阳交的意思，是热邪深入阴分，精气消灼而热邪不退，所以是死证，不能食一死，脉尚躁盛二死，汗后反狂言失志三死，汗出而热不为衰，脉搏又躁疾，是邪气胜于正气。一则是汗为心液，汗泄热盛，津液受伤，涉及心包，因而狂言失志。一则是不能食，精气缺乏后继，病热羁留，预后不良，尤其是脉象与出汗不相适应，是精气不胜病邪。这是从邪正盛衰来判断预后，由此可以体会到妄汗伤阴的危险性。后世温热书籍所说化燥伤阴，液涸津竭，不可救治，亦为温热病常见，因此顾阴就显得特别重要。

（2）温热顾阴的内容和范围

伤寒与温病的界限，时至今日，已有清晰的区别，不致混淆。温病学说起源于内、难、伤寒，随着时代的发展而逐渐创立，逐渐臻于完善。我们从治法方面探讨，也可得其梗概，如《肘后方》的葱豉汤、《千金方》的葳蕤汤、《活人书》的白虎加苍术汤，以及《伤寒六书》《溯洄集》等所载，直至喻嘉言指出“温病易伤真阴，以时时顾护为要”，吴鞠通复提出：“热之所过，其阴必伤”，都反映了顾阴是温病治疗中的重要环节。

顾阴包括护阴与救阴两个方面。护，含有保护的意思；救，就是直接地挽救，两者有先后的区别。未伤护阴，已伤救阴。前辈在长期实践中认识到，温热病总以化燥伤阴为转归，从而得出阴复则痊愈，阴竭则死亡的结论。因此在温热病治疗中，以未伤则护阴，已伤则救阴为主要法则。

叶天士在治疗中提到当斑出热不解时，认为是“胃津亡也”，主以甘寒，借救胃津，这就是救阴的法则。更考虑到“或其人肾水素亏，虽未及下焦，先自彷徨，在甘寒之中加入咸寒，务在先安未受邪之地，恐其陷入”，这是护阴的法则，是救中焦已伤之阴而护下焦未伤之阴。

又如喻嘉言说：“夏天之热淫，必僭而犯上，伤其肺金，耗其津液，用白虎加人参汤，以救肺金，存津液也。”从他所著《寓意草》中载治钱仲昭例有云：“阳明胃经，表里不清，邪热在内，如火燎原，津液尽干，以故神昏谵妄，若斑转紫黑，即刻死矣，目前本是难救，但其面色不枯，声音尚朗，乃平日保养肾水有余，如旱田之侧，有下泉未竭，故神虽昏乱，而小水仍通，乃阴气未绝之证，尚可治之。”

从这些理论到具体措施，可以体会未伤护阴，以安未受邪之地；已伤救阴，以挽救病势危机。更从温热病三焦及卫气营血等各个不同阶段，可以看到护阴救阴的重要性。

（3）温热顾阴的临床运用

①上焦以护阴为主，有直接间接之别。辛凉解达，或清气解热，为间接护阴，热退表解，阴即不伤；滋阴解表，或清营退热，是直接护阴。又如前面喻氏所说热淫僭上，伤肺耗津损液，则又当救阴为急。

②中焦可包括护阴、救阴两个方面，清气分热邪，下阳明实积，则为护阴；清营分热邪，育阴以凉血，则为救阴。

③下焦以救阴为主，必须壮水滋阴；倘邪在上中二焦，以安未受邪之地，即为顾护下焦之阴。

以上是一般治法，但护阴、救阴，不能绝对地以三焦划分其应用范围，须知上焦也有救阴的病证，下焦更须有护阴的预防。总之，邪在卫气时，以护阴为首要；邪入营血时，则以救阴为急治；气血两燔时，仍可用清法以护阴；气阴两伤时，则须用滋育以救阴。尤其是上中二焦治疗如法，对下焦来说即得预期的防护，不待直接救阴，这是上策。但是伏邪温病深入下焦，未发而阴先伤，又当别论，必须全力救阴，方可挽逆。

（4）结语

①温热顾阴的治疗大法，是从临证经验总结所得，这一法则是治疗温热病的关键。

②它的内容包括护阴、救阴，适用于病程先后的全过程——三焦、卫气营血。

③温热病的发病机制，一为新感，一为伏邪，其转归最易伤阴，因此在整个病程中以顾护阴液为主。

总而言之，温热病因热为阳邪，易于伤阴（包括湿热相兼、伏气化温），故以顾护阴液为原则，法宜疏表清热、清气解热、清营泄热、凉血清热、攻下逐热、滋阴退热等。

4. 运用中药治疗血吸虫病的研讨

（1）血吸虫病在中医典籍上有没有类似的记载?

日本血吸虫病，简称“血吸虫病”。这一病名在中医文献中未见记载。但不得因此就说中国一向没有这种病，更不得因此就说中医一向没有治过这种病。因为中医对病的命名，有的是根据症状，有的是根据诱因，至于对病原体的认识在当时的条件下是不可能十分清楚的。如疟疾的定名，因为剧寒剧热，虐害为甚，而名曰虐；如霍乱的定名，因其症状上吐下泻，挥霍缭乱而名霍乱。这都是根据症状而命名的。如果丢开血吸虫病这一病名而将其经过中的症状作为研究对象，那就不难在中医文献里找到一些线索了。

在中医典籍里虽然没有血吸虫病这一病名的记载，但在血吸虫病的整个过程中所出现的各种症状如：皮疹、下痢、肝脾肿大、腹水等症，都可在中医书里的蛊痢、水毒、溪毒、射工、血蛊、癥瘕、积聚各栏里找到极其类似的叙述和极其适用的方药。因此，我们可以说这个病在中国是早就存在着，并曾经中医治疗过。现在根据文献所载，考证如后：

“蛊”字在文字方面说，远古就有了，如最古的殷墟甲骨文上，已钻有此字。作为病名的文献记录，开始见于《左传》及《内经》。《左传》医者诊晋平公之脉说：“疾如蛊。”《素问·玉机真藏论篇》说：“……脾传之肾，病名曰疝瘕，少腹冤热而痛，出白，一名曰蛊。”再从字体的形成上说，它是似“虫”“皿”二字组成的，这就明显地说明蛊病是由虫所生的概念，这是蛊病的定义。不过上面所叙的症状还不太详细，还不能肯定蛊就是血吸虫病，现在再从晋唐方书中找出与本病症状相类似的例证。

（甲）晋（公元第四世纪中叶）：《肘后方》已载有治蛊方22首之多，其所载症状有“吐血”“下血如烂肝”“腹内坚痛，面目青黄，淋露骨立，病变无常。”“蛊食下部，肚尽肠穿。”这真像血吸虫病了。

（乙）隋（公元第七世纪初叶）：巢氏《诸病源候论》之蛊毒门中有“蛊毒吐血候”“蛊下血候”两条。一则说：“不即治之，食脏腑尽则死。”一则说：“下血瘀黑如烂鸡肝。”

又痢病诸候方面已记有蛊注痢候、肠蛊痢候。①蛊注痢候："……毒气侵食于脏腑，如病蛊注之象，痢血杂脓，瘀黑有片如鸡肝，与血杂下是也。"②肠蛊痢候："肠蛊痢者，冷热之气，入在肠间，先下赤，后下白，连年不愈，侵伤于脏腑，下血杂白，如病蛊之状，名曰肠蛊也。"又在水毒候条云："自三吴以东，及南诸山郡山县，有山谷溪源处，有水毒病，春秋辄得，一名中水，一名中溪，一名中洒，一名水中病，亦名溪温，令人中溪，以其病与射工诊候相似，通呼溪病，其实有异。有疮是射工，无疮是溪病。"又沙蝨候云："山内水间有沙蝨，其虫甚细，不可见，人入水浴及汲水澡浴，此虫着身，及阴雨日行草间亦着人，便钻入皮里。"在沙蝨候条一则曰："其虫甚细不可见，"再则曰："人入水浴及汲水澡浴，此虫着身。"又曰："着人便钻入皮里。"大家知道寄生虫病由于幼虫生活于水中直接钻入人体而发育为成虫的，只有血吸虫的尾蚴。又如病源所称"溪温"，因为它的症状与伤寒温病相似，更指出它的分布情况，说到流行地区是在三吴东南诸山郡县，而发病季节却在春天，正是对血吸虫卵的孵化最适宜的季节，这也是可以理解的。

（丙）唐（公元第七世纪）：①《千金方》书中所记蛊病症状，可以归纳为：吐血，或下血、血痢，或腹水、膨胀，或胪胀积聚（胪胀，腹前胀也），《素问·六元正纪大论篇》："心腹满热胪胀"，又云"瞋愤胪胀"，或"亦有得之三年乃死"，"急者一月或百日死"。这些记载与现代所称血吸虫病主要症状作一对勘，也有其符合处。②《外台秘要》：中蛊毒门所记症状有"……二百日不治，瞰人心肝尽烂，下脓血，羸瘦，颜色枯黑而死。""胸胁支满"，"腹内胀满，状若虾蟆。"这样的描写都很像血吸虫病。

根据上面所引证的文献，综合起来，可以认识到中医先哲们对这一类症状的患者，不但有了相当深刻的认识，并且有了相当细致的记载。

（2）中医究竟有没有治好血吸虫病的方药呢？

晋·葛洪《肘后方》中治蛊方就有 22 首，用药 38 种，归纳起来，用治蛊毒而意味着有杀虫作用的药物有蘘荷、茜根、桔梗、隐荵草、羖羊皮、蚯蚓、蜈蚣、斑蝥、犀角、雄黄、丹砂、矾石、鬼臼、桃皮等。用治腹水痞证的有巴豆、藜芦、皂荚、苦瓠、大戟等。用治血痢的有当归、苦参、黄连、茜草、龙胆草等。（注：隐荵草乃桔梗苗）

唐·孙思邈《千金方》中有治蛊方 22 首，它的内容是在《肘后方》的基础上发展的，并组成了一些复方丸散汤剂，也检验了一些单味药方。如太乙追命丸（雄黄、丹砂、巴豆、矾石、藜芦、鬼臼、蜈蚣 7 味药组成），太乙备急散（雄黄、丹砂、巴豆、藜芦、野葛、附子、芫花、桂心、蜀椒 9 味组成），八物茜根汤（襄荷、茜草、升麻、犀角、桔梗、黄柏、黄芩、地榆 8 味组成）。这 3 首方剂都是治疗蛊病的复方，里面包括了杀虫、解毒、止血痢及泻腹水诸作用。其次单味药物如桔梗、槲白皮、刺猬皮等，双味药如茜根和蘘荷根、桔梗和犀角等，也都适用于本病。

《千金方》著者对治疗本病的体认亦相当深刻，他说："世有拙医，见患臌胀者偏腹肿满，四肢如故，小便不甚涩，以水病治之，延日服水药，经五十余日，望得痊愈，日复增加，奄至殂殒，如此者不一。学者当细寻方意，消息用之，万不失一，医方千卷，不尽其理，所以不可一一备述云尔。"可见本病当与普通水肿异治。

王焘《外台秘要》载治蛊方有 7 门，除去痢门之蛊注痢、肠蛊痢外，在6门中共得方61首，计选用药物103种；又水肿门有108方，选药127种。

前面所述的主要药，如杀虫的雄黄、丹砂，解毒的犀角，利下的巴豆，还有古人认为治蛊的专药如蘘荷（按：周礼已有记载，名嘉草）、榉皮（《别录》：乔木类，苦，大寒，无毒，去热，断痢，安胎，治时行头痛，周身水肿）等，在秘要诸方里都经采用了。

这仅是将《肘后方》《千金方》《外台秘要》三书中有关资料作了一次搜集，已说明古代中医对于本病早就有了认识，创造了治疗方法，并遗留下许多经验效方。后来宋、元、明、清的中医对于本病的诊断和治疗更有了补充和发展，如宋朝《圣济总录》的麝香丸和宋以后的消虫神效丹，还有散载于各家医案和笔记中的资料，都可以证明中医的确掌握了很多治疗血吸虫病各期证候的有效方药，并且能够适用这些方药治好它。

（3）我对运用中药治疗血吸虫病的一些体会。

我参加过几次血吸虫病会议，通过学习并结合生平的临床经验，对运用中药治疗血吸虫病有了一些体会，现在写出来请大家指教。

①中医在临床治疗上，主要是掌握了中医学基本理论“阴、阳、寒、热、表、里、虚、实”的大纲，作为“望、闻、问、切”四诊的依据。这种辨证论治的处理对患者的整体是全面顾及的，例如：在临证时遇有一个邪实正虚的患者，医师即采取攻补兼施的方法，如《圣济总录》的麝香丸方（麝香3g，甘遂15g，醋炒芫花15g，人参30g，蜜丸如小豆大，每服29丸米汤下）这张方子的麝香，在《神农本草经》里早就说明它的主治能“去三虫蛊毒”。甘遂主治

“大腹疝瘕，破癥坚积聚，利水谷道”；芫花主治“咳逆上气，喉鸣喘，虫毒疝瘕”；人参“补五脏、安精神”；甘遂、芫花在习惯上是用来治水肿的，但《本经》却说能治疝瘕，若与《内经》“病名疝瘕”“一名曰蛊”的经文作一对勘，可见这两药不仅适用于晚期的腹水且为治蛊专药之一。此外麝香治蛊、人参补益，即在晚期正虚邪实时施用，亦可不虞其峻，真是何等精细致密，顾全整体。

若欲强分其中究系麝香杀虫，抑或甘遂、芫花杀虫？则未免失之于凿。我们能体认到中医学的治疗原则，自可恍然大悟。这是我个人的第一点体会。

②我在专区消灭血吸虫病会议上，得到了苏州专区中医师们几年来与血吸虫病作斗争过程中施用有效的方剂260多首。这些有效方都是按照中医学理论运用的，例如治水肿选用了甘遂、大戟、黑白丑、商陆、芫花、车前子、川椒目、怀牛膝、茯苓、泽泻、葶苈子、巴豆、鲤鱼、鸡矢醴、陈葫芦等。这些治水的药物分别选择配伍在强壮、健胃、杀虫等的复方中施用，所收到的效果很好。拿苏州专区整个的治疗统计来看，是可以说明的。这几年治疗好的血吸虫患者，共计41000人，其中经中医治好的占54%，这的确不是一件简单的事，而他们使用的方剂，有成方，有单方，也有临时组织的方子。但有一个总的精神，就是与经典医籍中医学理是贯彻一致的。兹举一例以说明这一点：如太仓县浏河区张再成医师所用的一张成方，名“消虫神效丹”（见陈士铎《石室秘录》），主治虫臌）。

症状：腹痛，四肢浮肿而未甚，面色红而有红点，如虫食之状，是谓之虫臌。

处方：当归30g，地栗粉30g，神曲9g，白矾9g，鳖甲

30g，雷丸 9g，茯苓 9g，车前子 15g。

说明：此方服一剂，下虫无数，服二剂虫尽，如臌消不必三剂，但病好须用六君子去甘草调理。可谓“一剂知，二剂已。”尤其注意到症状消失后，须用六君子去甘草，作善后调理，非常细致。

我们如果把这一处方与古方中的麝香丸对勘一下，药物虽完全不同而所获得的疗效是趋于一致的。

③我们还可以体认到目前所用的一些单方，如天平一炷香、腹水草、金葫芦、虫笋、半边莲、龙虎草等，这几种药，多为利尿消肿之品。其次，鸦胆子、毕澄茄治血痢，明矾、苦楝皮、雷丸、川椒目杀虫。如果单独使用，其作用就不免过于单纯。所以中医治病着重症状，就必须以对症应用的药物加以综合配伍，成为复方，以冀全面收效。因此，在使用复方治疗时，既可获得症状消失，也可能收到粪便检查从阳性转为阴性之良果。

有人这样说：“能知道病的病原体是什么，就应该作原因疗法。”血吸虫病的病原体我们既已确知为血吸虫，也就应该以杀灭血吸虫为目的，这不是直截了当吗？是的，但我们应当考虑到如下的情况。

锑剂谁都知道能直接杀灭血吸虫，但是它的毒性比较大，到了晚期腹水形成的患者，很难胜任，此其一。

患者如兼有他种疾病（如肺结核、心脏病、肝脏病、肾脏病以及其他传染患者都在禁用之列），有时也难接受锑剂治疗，此其二。

施用锑剂须按时定量，因而不便于门诊，此其三。

因此说，锑剂治疗血吸虫病，虽然公认它有效。但还存在着一些施用方面的困难，假使能找到一种既有锑剂同样的疗效，而无锑剂那样的缺点，那就解决问题了。在找寻新药的目标中，不是包括中药吗？因而想在中药中马上能够寻到一味特效药，并且希望这味中药最好要具备锑剂的疗效，而无锑剂的毒性，还须做成简便、量小、易服的丸散，更好是价格还得要便宜一点，所谓合乎验、便、廉。这样的希望是为了迅速治好血吸虫患者，这是正确的。但须耐心研讨，从实践中总结出来，不可过于急躁。

我们过去存有一个错误的观点，就是中医中药哪里还能治传染病呢，传染病有一定的病原体，中医根本就不知道病原体，必然不能治好传染病。这好像是言之成理，自从石家庄以中医治好了乙型脑炎以后，大家才开始用惊奇的或怀疑的眼光来注视中药，因而将治乙型脑炎的例子来试探于血吸虫病。如果成功，是一件世界性、历史性的大奇迹。但这是一件艰巨而细致的工作，不可能从急躁情绪而产生过分的要求。

从前面列举的事实，可以确定说中医书籍中虽然没有血吸虫病这个病名，但从证候的对勘，历史的追查，中医先贤们确已治过这一种病，并且遗留了不少的经验效方。在最近各地交流的经验中，尤其是实际接触的例证中，已经明白地告诉我们：中药治疗血吸虫病是有它一定的作用。中药里既然有多种杀虫药，那么特效药是可以找得出的。不过这一工作，必须依靠全体科学工作者，如化学家、药学家、医学家以及其他有关的科学家协力合作，才能达到这一目的。

这样说：目前就不能研究单味特效药吗？这倒也不尽然。从现有实际经验中所提供的一些材料来看，研究原因疗法的特效单味药和证候疗法的复方，是可以并行不悖、双管齐下的。但如何选用证候疗法的复方尤应特别重视，这又是什么理由呢？试述如下：

我们对解除症状的复方已具有经验，很少流弊，可以立即使用，其故一。如复方雄槟丸、加味十枣丸、加减胃苓汤配绛矾丸均有良效，尤其是雄槟丸的疗效更好，据同道所讲，在20个病例中，不但能消除症状，并且有14例大便孵化阴性，而治程不过23天。

复方是根据患者的症状为基础的，有整体性观点，是具体的，全面的，其故二。

复方既然是综合性的，包含了杀虫利水、止痢止血、强壮健胃等作用。有攻补兼施及标本同治的优点，既然施用复方治愈血吸虫病，有时也能使粪检转为阴性，可见复方更应当重视了，其故三。

辨证用药的优点，如丧失劳动力的，可以使症状好转或消失，而恢复了劳动力。这与目前客观存在的事实要求完全相符，与农业生产有利，也就是与社会主义建设事业有利。如在太仓县防治站总结里的记录，有陈小弟，原来只能挑50～60斤的重物，治疗后能挑百斤左右，他是用中药的证候疗法治好的，用药是以健脾补中、滋肝养血为主，其故四。

使用复方，是根据中医学理论辨证论治，这样乃可丝丝入扣。即使使用一些剧烈药，但因配伍得当，也就不致偾事，其故五。

我们不能等待在中药中找到了特效药才来使用中药，但是我们相信，在中药中是可以找到治疗血吸虫病的特效药，不过是时间问题。在治疗实践中，事实已经告诉了我们，有些患者通过证候疗法使症状消失，体力恢复以后，粪便检查也可能从阳性转为阴性。因此说双管齐下，一边研求原因疗法的特效药，一边运用证候疗法的复方，使劳动力恢复，加速工农业生产，从而加速社会主义的提早完成，这是具有一定的意义的，其故六。

有上列的这些理由，也就引起中西医师的共同注意，来发挥中医中药应有的作用，使它不受任何束缚和局限，大踏步前进。在太仓县的处方搜集录里的工作意见中说："在中医中药的学习中，我们应寻求祖国遗产中的有效药品，不能侥幸求快。"这是很客观、很正确的意见，我完全同意。

其次就是苏州专区这次会议决定把中药方剂归类分作血痢、黄疸、腹水，这是很好的归纳，要比初、中、晚三期的分类，清晰得多，尤其在适应选方方面，有其便利的地方。有人这样说："血吸虫病的下痢和腹水有其特殊病原，非一般治痢治水药所能治。"但从辨证论治而言，亦很难全面否定，拿中医治水药来说，它采用了牵牛子、水银（汞）、小豆、鲤鱼、大豆、椒目、茯苓、防己、苦瓠等，这些药中有缓和性的大豆、小豆、茯苓等，还用了含有营养成分的鲤鱼，也有剧烈性的水银，尤其是苦瓠子与现在所用的葫芦是否有一致性呢？都是值得我们研究的资料，这在治验实例中，有许多可以解释治愈这个问题的事实。这些既是一般性的利水药，也是施用于血吸虫病的有效药。

总之，从收集的这一部分方药着眼，可以看出中药确实能够治疗血吸虫病，并且一定可以找到杀虫药的。如将这种杀虫药，配伍在复方中使用，将更有它深长的意义。中医使用中药，本来就是针对具体患者的感染轻重、体质强弱、得病新久而灵活处理，绝不是机械施用。目前正在展开运用中药与血吸虫病作坚决的斗争，但必须防止两个偏差。一为仍然不信任中医中药可以治疗血吸虫病，对过去的一些成就还抱着怀疑的态度；一为从不信任、不重视，一变而为信任太过，要求太高，希望立即找出一味比锑剂毒性小、疗效较高的特效中药来解决血吸虫病的一切问题，如一时达不到这个要求，便说中药无效而丧失了对中药的信心。

毛泽东同志曾说过祖国医学将对世界医学作出巨大的贡献。的确，血吸虫病今天在世界上来说，不管是日本血吸虫也好，埃及血吸虫也好，还没有很好的特效药。因此，发掘有效的中药方剂加以研究、讨论和发扬，必然是中国医家应有的责任，我们应当以万分兴奋的情绪，百倍的信心，坚强的态度，与血吸虫病斗争到底，得不到彻底的胜利决不收兵。希望同志们共同努力吧！

5. 从“子宫”的命名认识中医学解剖精确之处

“子宫”又称“胞宫”“女子胞”，是女子内生殖器官的重要组成部分，有行经、孕育子女的功能，已为现代医学所沿用，为医护人员所共知，亦为妇女同志的生理常识。在中医学上既有“子宫”“胞宫”“胞脏”以及“女子胞”等名称，且有与其相关的“子门”“子户”“胞门”等。这些资料对于建立理论、思考治疗法则，颇足启发。然而从认识缔造出“子宫”“胞宫”这样的精确名称，若非从解剖知识所得，是不可能的。因此体会到祖国医学的生理、病理、脏腑位置，及其解剖形态的详述，是有依据的。当时历史环境与现代解剖学相较，无疑是粗疏的，然而还有其精确之处，值得我们今天作公正的评价。即就考研“解剖”一词，乃出自祖国医学典籍《灵枢·经水》篇“若夫八尺之士，外可度量切循而得之，其死可解剖而视之……”之文，足以证明祖国医学有解剖人体的历史可据。

“子宫”之名，见于《神农本草经》紫石英条：有“女子风寒在子宫”句。参证《针灸大成》载有“子宫穴”位在腹正中穴脐下四寸，旁开三寸处。颇能道出其位置。

“女子胞”见于《素问·五脏别论篇》：“脑、髓、骨、脉、胆、女子胞，此六者地气之所生也，皆藏于阴而象于地，故藏而不泻，名曰奇恒之腑”。

现在已得《简明中医辞典》立了专条，并阐发其义，说：“女子胞，奇恒之腑之一。又名胞宫、胞脏、子宫、子脏。女子胞有主月经、受孕、孕育胎儿的功能。它包括妇女整个内生殖器官，与肝、肾、心、脾有密切关系，冲任二脉皆起于胞中，冲为血海，任主胞胎。妇女发育成熟，冲任盛于胞中，就有月经来潮和生育能力。”《素问·上古天真论篇》：“女子……二七而天癸至，任脉通，太冲脉盛，月事以时下，故有子。”综上所述，“子宫”“胞宫”“女子胞”“胞脏”名异而实同，均指一物。

最后谈谈认识子宫的名物和有关临证医案。要以丹溪医案最为显豁。不惜纸墨抄录全文如次：“一妇人产后有物不上，如衣裾，医不能喻。翁曰，此子宫也。气血虚故随子而下，即与黄芪、当归之剂而加升麻举之。仍用皮工之法，以五倍子作汤洗濯，皱其皮，少选子宫上。翁慰之曰：三年后可再生儿，无忧也，如之。”（载戴九灵丹溪翁传）

倜按：读此案后，益徵中医学之系统性。不仅认识子宫，且指出致脱之原因为气血虚，不能固摄，或以产时努力过猛故随子下脱。宗“虚者补之”“陷者升之”治则，取用两补气血之品加升麻以升举，特别辅用五倍子之敛，作汤洗濯，使宫体皱缩，易于上复，实具巧思，体现了理、法、方、药的完整运用。

6. 从泻脾散谈方剂的组方配伍

泻脾散（一名泻黄散）是钱仲阳创制的一首方剂，载于《小儿药证直诀》。它的组成药物是：石膏、山栀仁、生甘草、藿香、防风，共计五味。它的功用是泻脾胃之热，主治脾胃伏火，热在肌肉。症见口燥、唇干、弄舌、口疮、口臭、烦热易饥等。针对以上这些见证使用本方，效果确实满意。但是从临床经验说，如属脾胃郁热，不用藿香、防风，效果就不够理想，甚则愈是复入大苦、大寒之品，愈是效果不佳，为此引起笔者的重视，爰从理、法进一步探索、分析论证如下。

（1）从方名看“泻脾”又名“泻黄”，也就是泻脾胃，以中医学理论归纳脏腑所属，认为脾胃属土、色黄，根据“实则泻之”的理论，必然脾胃有热，或者说是有火。因为中医理解热与火，只是程度上的轻重之别，是同一属性的。

（2）从审证求因方面看，据证论断，亦是一派火热之象，如口燥、唇干、口疮、口臭、弄舌、吮唇、烦热易饥，均是内脏有热的具体反映，据此论断，病因是脾胃内热。

（3）从辨证论治分析：根据前面症状分析，病位在脾胃，病因是火热，那么苦寒清降不是甚合机宜吗？无疑就应该取用黄连、黄芩、龙胆草、芦荟等品，为什么本方不用以上药物，而仅仅采用了一味苦寒性能不强的山栀，作为泄降之助，而相反地配伍了藿香、防风之辛甘微温而散？这就需要运用中医学的理论指导和方剂学的组成配伍来分析。

（4）从理论分析：根据口为脾窍，唇为脾之外候，脾胃主肌肉，因为脾有蕴热，郁而化火，郁久不解，故反映以上种种症状，这里特别着重“郁热”。所谓郁热，是含有酝酿之意义，于是根据“火郁发之”的理论指导而制方，选药之深义，就显然可见。

（5）从全方药物组成配伍分析：姑将全方药物分作两组，一组是清热泻火，一组是发越郁热。以石膏之甘辛寒、入胃，山栀之苦寒、入胃，甘草之甘平、入脾胃（生者微凉，李东垣特别提出生用泻火热），综合三者性味为甘辛苦寒，辛甘则散，苦寒则降，已寓发越于清泻之中，虽然可见口燥、唇裂、口疮、口臭、烦热易饥等严重情况，但考虑郁热不解，终非彻治。故据“火郁发之”的原理而复入藿香、防风之辛甘微温，直入脾胃，使蕴于脾胃之“郁火”发泄无余，一鼓而平。说明本方根据理法而组成配伍之深义。

（6）旁证：李东垣有一张升阳散火汤，载在内外伤辨，治肌热、筋骨间热，表热如火燎于肌肤，扪之烙手。东垣认为这些症状是“火郁于脾”（热伏土中），组成药物是升麻、葛根、独活、羌活、白芍、人参、柴胡、防风、生甘草、炙甘草，共计10味。

费伯雄对升阳散火汤的释义说：“郁结之火，逆而折之，则其势愈激而上升。此则全用风药解散，盖火得风力而升，亦因风力而灭，故绝不用清寒之品，深达火郁则发之之义。两方比勘，一为10味，一为5味，所同药物仅防风、甘草二味。二者同为“火郁发之”，选药缘何又具差异？盖东垣分析病因认为胃虚过食冷物，郁遏阳气于脾土之中，故取多数风药而复入人参、炙甘草以顾虚；泻脾散证不虚，故取石膏、山栀、生甘草之泻实。两者发越郁热之目的同，而虚实不同，则配伍各异，从而体会到在一个原则、原理指导下，仍须针对具体症状，辨析细微，方能熨帖，于此可知前辈制方之妙义，用药之确当有其规律性，从而深刻理解到中医学的理、法、方、药有一定的尺度。如甘草炙用配人参以补虚，生用配石膏、山栀以泻火的不同；如在一方中既用炙，又用生，这是利用其两种功用与配伍，也是值得我们深刻玩味的。

尤有进者，泻脾汤证虽剧，但火热仅郁于气分，尚未入营动血，此中义理可综观证候反应，于制方遣药中求之，一索便得。请引申其义，本方前一组药物，乃援白虎汤中之石膏、甘草，黄连解毒汤之山栀，足资佐证，泻火之施，无烦赘述。但后一组药物运用了藿香、防风则全凭思考所及，必须理论指导实践，方能璇玑在握。

最后谈一谈，从本方认识药物方剂在历史条件下的发展，石膏、甘草、山栀均为仲景所赏用，而防风次之，藿香则为历史较晚之产物，虽然《别录》早有记载，但作木本，与后世所用实物有别，至宋《嘉佑本草》始著录，乃据《南方草木状》，今以广藿香著称，有由来也。吴其濬亦称其能治脾胃之疾，宋代而后为日常习用之药。时至今日，深信其效用而乐取之。考钱仲阳为宋代人，从其采用藿香入本方与防风相协，发越郁火，则又显示了药物方剂在历史条件下之发展实况，诚为有力证据，此又为余之另一体会。

总之，从本方组织配伍看，它包括了中医学整个理、法、方、药，是以理法指导，组成方药，运用方药的，也就是理论联系实际的。以上是个人管见，随笔写来，忘其简陋，惟待明者有以教正。

7. 麻黄附子细辛汤与大黄附子汤的研究

方源：麻黄附子细辛汤见《伤寒论》301条；大黄附子汤见《金匮要略·腹满寒疝宿食病脉证并治第十》。

药物组成：这两张方子均以三味药物组成，都用附子、细辛，所差别的是一用麻黄，一用大黄，而所治疗的病证截然不同。前者为寒邪内侵于里、太阳少阴同病，故取麻黄附子细辛汤发表温经，表里同治。后者为寒实内结，大便不通，故取大黄附子汤温下并施。

爰从脉证方药综合比研分析，阐发其义，如《伤寒论》所示“少阴病，始得之，反发热，脉沉者”的脉证分析，此乃病者正气素虚，外感寒邪出太阳而入少阴，人体本能起而抵抗，故发热。太阳为表，少阴为里，如属纯里证则不发热，此乃兼太阳表证而见发热，故曰反。既有表证，其脉当浮。今脉沉知为病邪入里而正虚无力鼓动驱邪外出，然仍竭尽其本能以冀抗邪外出故发热，当属邪正交争之际。太阳证犹存，应发汗，故取麻黄。《伤寒论》少阴病证的提纲是“脉微细，但欲寐也”（据山田氏考研，认为“但”字下脱“恶寒”二字）。根据少阴病不得以“但欲寐”三字尽之，比勘麻黄附子细辛汤条，必见恶寒，对发热则下一“反”字，是证无热恶寒乃少阴之本证，发热恶寒体现太阳少阴同病之证，特别体现病者正气素虚之禀质，而努力抗邪产生发热之机理，可以恍然。当邪正交争之时，藉麻黄附子细辛汤之助，得汗而脉起，表里双解矣。再从药物性能分析：麻黄为表药，附子为里药；麻黄散，附子守，而细辛能表能里，治汗不出，伍麻黄则发散之力强，伍附子则振阳驱寒之力增，达到彻表彻里，泄邪外出，益显配伍细辛之妙用，故见全功。

大黄附子汤，一名大黄附子细辛汤（见皇汉医学《漫游杂记》)。《金匮要略》载病证脉象治则颇详，谓“胁下偏痛，发热，其脉紧弦，此寒也，以温药下之，宜大黄附子汤。”

此为寒实内结之病，从脉测知，弦是有力之脉，紧脉主寒主痛，紧有紧束之征，弦紧相加，则为紧束有力之脉，故云“此寒也”。既为寒实内结，治当温药下之。故尤怡认为虽有发热，亦是阳气被郁所致，而阴寒成聚，非温不能已其寒，非下不能去其结，故曰：宜以温药下之。根据《医宗金鉴》分析“腹满而病脾实邪也。……今脉紧弦脾寒实邪也，当以温药下之。”标示着这样的恳切之词，加强了《金匮要略》意旨，使后之再实践者体认到《金匮要略》对本证突出大黄附子细辛汤主治的精辟。从而可以悟及中医学八法之治，或分，或合，总以随证转移，而得证、治贴切，藉收良功，深得辨证论治的要领。至于其组方灵活，一药之变，有举步换影之妙。或问：又为什么二方都选用了细辛呢？在药物性味方面，麻黄辛温，大黄苦寒，而细辛性味辛温与麻黄相伍则为协同作用，而与大黄相伍则为拮抗作用。从两方适应病情分析：麻黄附子细辛汤为表里双解，大黄附子细辛汤为温下并施。盖病因均以寒为主因，是其共同点。但一为寒实内结，大便不通；一为太阳少阴同病，表里俱寒，而表证恶寒未罢，里证蕴寒欲出不得，则反发热。可以悟及细辛之功在大黄附子细辛汤中是彻上彻下、温通寒结，是温法与下法合用。在麻黄附子细辛汤中是彻表彻里、驱散表寒、泄逐里寒，是温法与汗法合用。此为两方选用细辛之精义，一得之见，敬候明教。

8. 中药之修治和配伍问题

研究科学之方法，不外观察、实验、比较、分类、演绎、证实六个步骤，在中药方面讲，对斯法则，约分三项。

（1）有自观察即有能精审合理，次第加以实验比较，终至得到化学成分提析说明，若合符节者。

（2）有从观察即已错误，但偏向于实验效果，加以理想的论说，作离真失实之演绎者。

（3）观察不误，实验亦确，而近代化学分析结果，犹未能充分证实，仍待继续研讨者。

谨将前列三项举例说明。

甲：巴豆合于第一例，作新旧学说之比证。

新说：根据顾学裘之《生药学》、刘宝善之《医药植物学》、郑贞文主编之《科学辞典》、乐文译著之《药用植物》、伊博恩著之《中华国产药物》、黄劳逸之《科学研究国药》，以及大著之《中药之化学与药理》所载。得概论如次。

本品为双子叶植物，大戟科，常绿灌木之有胚乳种子，产于温带及热带，含多量脂肪及蛋白质，此蛋白质为毒质混合物，味辛辣如灼。药用取仁榨油，系植物油类通便药，主要成分为巴豆酸。药理实验有泻下作用和刺激作用，泻大便殊烈，吐顽痰；于皮肤或黏膜呈强烈刺激，缘其泻下猛烈，故列入峻下剂。虽内服四分之一滴，亦起猛烈下利，宜小心施用，因其作用之强，故现今不甚用之。

旧说：本品列载《本草纲目》卷三十五，乔木类。在分类上古籍列入乔木，今考《自然科学辞典》及《药用植物》，均属灌木。但《植物学》中在大戟科有如此记载：本科为草木、灌木或乔木。《药学大辞典》已正为常绿灌木树，此与新说大戟科木本相符。

产地：陈仁山云①巴豆产中国，各省均有，广东以龙门从化为多出；②本品出巴蜀，而形如豆，故名巴豆。此与新说“本植物分布地域甚广，凡温带及热带各地均产之。吾国西南各省出产尤多。”恰相符合。

辛温有大毒：此与新说，味辛辣如灼，含毒质蛋白质无异。

修治：李时珍云，巴豆有用仁者，用壳者，用油者；有生用者，麸炒者，醋煮者，烧存性者；有研烂以纸包压去油者，谓之巴豆霜。和语本草曰，巴豆生者有毒甚猛，炒熟则性缓。又云：巴豆须炒熟用之，纯由经验而得之成绩，颇与当时之学理为一致。倜按此与新说用仁榨油一法相同。而古人嫌其峻，则有用仁、用壳、用油之分。更有生用、炒用、醋煮、火烧之别。尤以纸包压去油，仅用其霜实为灵活。

效能：《本经》主治开通闭塞，利水谷道，破癥瘕结聚坚积。陶弘景曰："巴豆能泻人"，缪希雍曰："入肠胃而能荡涤一切有形积滞之物闭塞"，此与现代学说、药理实验有泻下作用相合；巴豆油涂于皮肤能生炎起疮疖，《本经》去恶肉，仲淳谓："沾人肌肉无不灼烂，以少许擦皮肤，须臾发泡"，此与刺激作用相合；《本经》畏饮痰癖、《本草述》治痰，此与吐顽痰相符。

施用宜忌：黄宫绣曰："试以少许擦皮肤，须臾发泡。况下肠胃能无溃灼熏烂之患乎？"此与新说"虽服四分之一滴，亦起猛烈下利，宜小心施用"之戒如出一辙。

应用比较：张仲景《金匮要略》《伤寒论》用本品以驱逐膈间之毒物，荡涤肠胃之闭塞。

著名方剂：①三物白散，治咳而胸满，以本品伍入桔梗、贝母。②备急丸，治心腹胀满、卒痛，以本品伍入大黄、干姜。③九痛丸，治心痛及腹胀痛，以本品伍入附子、狼牙、人参、干姜、吴茱萸。④走马汤（外台附方），治心痛腹胀、大便不通，以本品入杏仁。在《千金方》，孙思邈采入备急丸，当然经过实践。《肘后方》治心腹卒痛，仅以本品伍用干姜一味，此为葛洪实践后而定去取。历代以来用法进步，但于汤剂组成极少采用。余于临床仅用巴豆仁拌炒川楝子（去巴豆用川楝），伍入乌药、吴茱萸、干姜，治寒疝得效颇宏。而中医界一般幼科多取巴豆霜伍入贝母等药，临床投于食积痰滞，辄获良效。余乡有任氏者业幼科医，五世相继，即用此方。余多方请求始得，惟用量精审，不可轻忽。故虽不入汤剂而应用于丸散颇广，可证中医善于运用矣。

新说：因其作用之强，故现今不甚用之。陆渊雷先生谓，汤本云："巴豆含有巴豆油，泻下作用甚峻烈，若不明药物配合之机微，不过单用于顽固便秘。但本药不当如狭用，宜熟玩味师论及本草诸书，以扩充其用途。"在应用比较上，则旧胜于新矣。

结论：根据比证可见古人从观察方面，知本品富含脂肪，推断其有泻下作用，施之实践确具强烈泻下功能。因而与麻子仁油类泻剂相比较，得知其性辛辣，有大毒，在分类上确定为峻下剂，再演绎其治疗效能，为开通闭塞、利水谷道。现在已得科学化验分析其主成分为巴豆酸，且得药理说明，如"巴豆其种子榨出之油为猛烈泻剂，经口服后，对于消化系统起强烈之刺激，腹部热感，使肠壁之渗出水作用增加，肠腺分泌过多，蠕动迅速。此乃巴豆油遇胰液、汤液而起分解，化为巴豆酸及丙三醇，兴奋肠蠕动，以诱导下利"之真理证实耳。其次，即为巴豆壳烧灰存性，能止泻利，适与巴豆仁之泻下，成反比例。是否烧灰为炭类吸着剂所具止泻功用？抑或别有成分？更阅聂云台所著之结核辅生疗法"按巴豆虽如此猛烈，然炒至内心紫黑色，反能止泄。仍又能通肠"。请予研讨。

（乙）旋覆花合于第二例

古人对于本品之产地、科属，在观察上部分不误，而以海滨所生，即演为其性碱温、降气下行、诸花皆升、旋覆独降等说离真失实（得王念兹先生在植物分类及生药学之研讨指示，可以纠正过去部分观察错误）。但其主治喘嗽、结气、噫气、呕逆、心胸痰水、胁下满等证候群，而应用于胸膜炎、气管炎、胃炎收效颇确。今知其化学成分为苦味质，则碱温之说可以扬弃，而丝毫无损其治疗价值也。

（丙）麻黄合于第三例

古人从观察实验上，得知本品有发汗、利尿、定喘三种功效。其节其根有止汗作用，精确无伦。现在经化学提炼分析其有效成分为麻黄碱，再度在临床应用上观察定喘有效，发汗利尿则无显效。因起怀疑，进而研讨，得如下之拙见。

①中药之修治问题：中药修治向取审慎，亦具至理。就用麻黄而言，在发汗剂中必去节，在定喘利尿剂中，或去节，或不去节，在止汗剂则利用其根节。如《伤寒论》之麻黄汤、麻桂各半汤、桂二麻一汤、葛根汤，所用麻黄均书明去节；《金匮要略》方中之甘草麻黄汤、麻黄附子汤；《证治准绳》之麻黄白术汤，麻黄下则直书不去根节。

爰将《伤寒论》之麻黄附子甘草汤、《金匮要略》之麻黄附子汤二方录出，以资此证。

麻黄附子甘草汤：麻黄（去节）60g，甘草 60g，附子 1 枚（破，炮去皮）8 片。右三味以水七升，先煮麻黄 30g 沸，去上沫，内诸药煮取三升，去渣温服一升，日三服。

它的原文是“少阴病得之二三日，麻黄附子甘草汤微发汗”。

附子汤：麻黄 90g，甘草 60g，附子（炮）1 枚。右三味以水七升，先煮麻黄去上沫，内诸药煮取二升半，温服八合，日三服。

它的条文是“水之为病，其脉沉小，宜麻黄附子汤”。

按上二方，均取麻黄甘草组织成剂，用药相同，而用量小异。麻黄一则去节，一则不去节；一则用量多而煎取汁少，一则用量少而煎取汁多。盖目的一在发汗，一在行水。用量少冀其必汗，用量多反不必汗。因知其节能止汗，去节则不致阻碍发汗耳。再将诸家本草记载择要举述一二，以资即证。《别录》：麻黄修治条“折去节根，水煮十余沸，竹片掠去沫，后入他药”。注：沫令人烦。《本草述钩元》：“麻黄根节，用专止汗，夏月杂粉扑之，内服尤良”，“麻黄节功用止汗，治盗汗”。

②中药之配伍问题：中药配伍，尤具妙谛，古人知麻黄为发汗药，而发汗之目的不一，排除水气，是其一；蒸散体温，是其二；有表证而汗闭者，汗出病毒随泄，是其三。故运用麻黄，须视其发汗之目的，而异其配伍之药味。故麻黄：葛根、大小青龙等汤，均伍以桂枝以助其发汗，而达汗出病毒排除之目的。中医之治湿，即排除水气，汗出则水泄。《金匮要略》“湿家身烦痛，可与麻黄加术汤发其汗为宜。”定喘则伍以杏仁，解肌则伍以葛根，发越郁阳则伍以石膏，如此活用可以尽麻黄之能事矣。至于麻黄之应用，本草有当归六黄汤加麻黄根治盗汗尤捷之记载（当归六黄汤治盗汗，吴粤昌君有实验报告，是足下亲历之事实，可以明证配伍之重要）。至于麻黄之煎煮问题，除前述应用，均以先煮数沸，去上沫，及取量多少外，尚有麻桂各半汤。古代原法，系以麻黄汤、桂枝汤二剂，分煎合服，有无真理，亦具研究价值。

根据前列二事，知麻黄于修治、煎法、提炼、配伍关系极重，因其根节适与茎成反比，若不去节，混同提制，则发汗功能大为减弱，行水之效随之降低，而仅余定喘之功为显著，其一因也（足下全成分提炼之麻黄流浸膏，已否去节，不得而知，且未作临床实验，但以麻黄素作发汗应用，固百不一效，是事实耳）。麻黄先煮，去上沫，《药物学》谓“沫，令人烦”，此麻黄之不良反应，因刺激中枢神经兴奋后而起不安，焦躁、震颤、失眠相合，古以一烦字括之矣。拙巢先生谓先煎去沫，惧其发汗太甚，改先煎为后入，余则不敢苟同。如惧其发汗过甚当以不去根节为是，若将假麻黄素和甲基甲蓁素汰去或即减弱其主效，亦不未可知，其二因也（因药物有协同作用故耳）。如张伯瑜医士述，其师德医某，服务上海宝隆医院时曾以中药治喘，其中就麻黄修治，恪遵古法，先煎去沫，但不去节。日人三浦，谓麻黄冷服，颇得利尿之效，而始终不见发汗。温饮冷服，即显如斯区别，况配伍应用乎？卢普公以人参、麻黄各30g，治某粮道之溺不得下，当诸医束手，势甚危急之时，服后，不逾时已溺下矣。顾学裘《生药学》载“麻黄功能发汗利尿，……当用作镇咳去痰治喘息。”并证明排泄汗尿内有麻黄之臭。刘宝善《医药植物学》载“发汗（节间之麻黄）、止汗（麻黄之节）。”

总之麻黄为发汗药、定喘药、利尿药，新旧医药同仁均承认其具此三效。章次公先生《药物学》亦作如此归纳。但所提炼之有效成分麻黄素，发汗利尿作用不强，不若定喘之为主治也。究其所以发汗利尿，缘于刺激交感神经，令其兴奋而生之作用，自应一考生理作用，与药理实践以作定证。

9. 药物改正

早年因用仲师麻黄赤小豆汤，而发觉药肆中所用之赤小豆为半红半黑之相思子。经余改正后，始一律改用饭赤豆之小者。六神曲原料中之赤豆，亦同时更正。而前此已往固不知其错误几许时矣。

（1）近因胡麻与茺蔚，颇有纠缠不清之处，特为研考如次。

《神农本草经新注》（阮其煜、王一仁、董志仁合注）谓巨胜子，即三角胡麻，又名黑芝麻，是三名而一物也。《药学大辞典》："三角胡麻。即胡麻之处方用名。"三角胡麻即胡麻也。

更检小胡麻条，谓"小胡麻即胡麻之处方用名。"是小胡麻亦即胡麻也。而在同条下复注以"即益母草之古籍别名。典见和汉药考"是益母草子，而又名小胡麻。若据两处相同之"即胡麻处方用名"一语，则小胡麻、三角胡麻有何分别哉。

（2）再考益母草子，原名茺蔚子。

《证类本草》茺蔚子一名益母，生海滨地泽，会编名曰野天麻，合汉药考名曰天芝麻，错误原来，其因天芝麻之名称欤。

进而考诸胡麻条。谓"胡麻有黑、白、黄三种，药用只取黑胡麻，粒有大小。大者名巨胜子，作巨胜子丸必用之。近日来自外洋之巨胜子，皆茺蔚子也。然则误茺蔚子为胡麻有由来矣。

惟以三角胡麻、小胡麻、大胡麻、虱胡麻、芝麻，均列于处方用名，真可谓颟顸极矣。若据沈存中笔谈云"胡麻，即今油麻，更无他说。”古者中国只有大麻，汉使张骞始自大宛得油麻种来，故名胡麻，以别中国大麻也。

胡麻之名，始自汉代，似为可据。但以政和《类证本草》，谓胡麻一名巨胜，而坊本《神农本草经》则列三角胡麻于巨胜子下。然则三角胡麻之名，其后人附入耶，抑《神农本草经》成于汉代耶。资人疑窦耳。

（3）至于巨胜子与胡麻之考，有下列各说。

《本经》谓胡麻，一名巨胜。陶弘景以茎之方圆分别，苏恭以角棱多少分别，仙方有服胡麻巨胜二法，功用小别，是皆以为二物矣。或云，即今油麻，本生胡中，形体类麻，故名胡麻；八谷之中最为大胜，故名巨胜，乃一物二名。如此，则是一物而有二种，如天雄附子之类。故葛洪云：“胡麻中有一叶两尖者为巨胜。”《别录》序例云：“细麻即胡麻也，形扁扁耳。其茎方者，名巨胜，是也。”《吴普本草》一名方茎。《抱朴子》及《五符经》并云巨胜一名胡麻，其说甚明。至陶弘景始分茎之方圆。雷敩又以赤麻为巨胜，谓乌麻非胡麻。《嘉佑本草》复出白油麻，并不知巨胜即胡麻中丫叶而子肥者，故承误起疑如此。惟孟诜谓四棱八棱为土地肥瘠，寇宗奭据沈存中之说，断然以脂麻为胡麻，足以证诸家之误矣。又贾思勰《齐民要术》种收胡麻法，即今种收脂麻之法，则其为一物，尤为可据。今市肆间，因茎分方圆之说，遂以茺蔚子伪为巨胜；以黄麻子及大藜子伪为胡麻，误而又误矣。茺蔚子长一分许，有三棱；黄麻子黑如细韭子，味苦；大黎子状如壁虱及酸枣核仁，味辛甘，并无脂油，不可不辨。梁简文帝劝医文有云，“世误以灰涤菜子为胡麻，则胡麻之讹，其来久矣（李时珍）。”

考上各论，胡麻、巨胜，惟粒之大小、茎之方圆为别，而实为一物。李时珍曰："胡麻即脂麻也，且归纳米谷部。"

考《药学大辞典》胡麻生植形态。为一年生本草，供食用及制油，故栽种者多，茎高三四尺，形方直立，具有绒毛，叶互生或对生，作长椭形，或长卵圆形，梢叶细而长，基叶间隔裂为三瓣；夏日梢头及叶腋俱开白色，似筒之唇形花，五裂若桐花，往往有红紫或黄色之晕，下唇长于上唇，故向前突出，雄蕊四，雌蕊一，果实为蒴果，有长椭圆形之核角，长八九分；熟则缩裂，中藏多数扁平细小之种子，有黑、白、褐三种，而俱发一种芳香，斯固今之芝麻尤无疑义矣。其图形与纲目之巨胜相同，与胡麻则异，当属叶之大小，及对生互生之不同耳。

茺蔚之图，则茎叶密蔚，与胡麻形状颇不相同，何以缠混。胡麻之子，无论其色为黑、白、黄，但均扁平细小，而茺蔚子则为三棱。但茺蔚虽具三棱，而任何本草未见茺蔚条下有三角胡麻之称。小胡麻列入茺蔚，亦仅见和汉药考，斯当为东邻所误入耳。

询诸药肆，则谓处方为三角胡麻或小胡麻、益母子均发茺蔚子。直书黑芝麻，则发油麻之黑色者；若书巨胜子，则另有一种褐色形似小茴香而有四棱之巨胜子；若书大胡麻，则有红色小粒形扁之一种大胡麻，并出四种不同之品以示余。参阅药物标本图影，与药肆示余之品不爽毫厘，是诸家本草误于学说，而药肆误于事实矣，且不仅吾皋蓑而之区如斯，恐通国亦如斯也。

（4）更考大麻。李时珍曰："大麻即今火麻，亦曰黄麻，处处种之，剥麻收子。有雌有雄，雄者为苴，雌者为枲。大科如油麻，叶狭而长，状如益母草叶，一枝七叶或九叶，五、六月开细花穗，随即结实，大如胡荽子，可取油。"仲景治脾约证之麻仁丸中所用，即斯品也。

《药学大词典》又载有“大麻子，辛平有毒。主治下血散脓，除痹破积，利五脏。惟不宜多服。”其与大麻仁有间，固自明显。若考《证类本草》麻叶条，性质、功用与大麻子完全相同，后附麻子条。又与火麻仁性质、功用完全相同。或谓火麻仁，即此子之仁，但性味不同。且一为有毒，一为无毒，安可相混。如以其壳有毒，与寇宗奭凡使麻仁必去壳一语颇合，亦仅须于大麻仁条下，附述之，可矣，更不必另立一物也。茺蔚子一物，吾皋亦年产若干，与生于海滨池泽之记载正符，未闻其来自外洋。而褐色之巨胜子，又非雷敩所谓赤麻，则不知其为何物，而竟冒巨胜之名矣，疑即来自外洋之茺蔚子耳。

亚麻，即壁虱赤麻。其茎穗颇似茺蔚子，实则不同，主治大风疮癣。其即药肆中及药物标本图影，所谓大胡麻也。

兹腹胪列各品功效、性质，以资比较。籍识毫厘之差，而免千里之误也。

黑芝麻，甘平无毒。主治伤中虚羸。补五内，益气力，长肌肉，填髓脑。效能益肝补肾、养血润燥，为滋养强壮药。

益母子，辛甘微温、无毒。主治明目益精，除水气。效能治血调经，逐风明目，用作通经收敛药。

火麻仁，甘平无毒。主治补中益气，久服肥健。效能润燥通便。

余于临证上，每以黑芝麻、火麻仁作润肠导便剂，应用于虚体便秘良效，因其富含脂肪；以益母子应用于妇人经期不一，停瘀腹痛多效，子宫出血亦良，因其具收敛性耳。

据上各说，得结论如次，巨胜子、胡麻、脂麻、黑芝麻、三角胡麻、小胡麻，均宜归纳于现时通行黑芝麻之名，芝宜正为脂。

茺蔚子，自是益母草子，固无疑义，而不得误入胡麻条，处方则宜直书益母子，以免讹错。大胡麻可迳书亚麻子。

大麻仁，可书以现世通行之火麻仁，注以“去壳净仁”四字，恐大麻子壳有毒也。若此，则十数物混淆之疑团，千余载贻误之缺憾，从此可以冰释而改正矣。

10. 朱砂与银朱之研究

朱砂与银朱，在化学成分上，完全相同。但吾国药物应用上区别颇大，有考正研讨之必要，爰搜集文献记载及实验观察，次第叙述，藉供药化学家正定。

（1）朱砂（Cinnalar），原名丹砂，后人以丹为朱色，遂呼为朱砂，产辰州者良，故又名辰砂。《纲目》谓辰砂为丹砂，辞典中辰砂即朱砂之处方用名。吾国以本品入药历史颇久，且早知其能化为水。

《本经》载：性味苦、微寒、无毒。

功效与主治：安魂魄，定惊痫（镇痉），养精神，明目（宁心、安脑），杀精魅邪恶鬼，解毒。又治初期梅毒（直接杀菌）。

考本品为矿产物天然硫化汞，其成分含汞86.2%，硫约14%，更含少量之锑，劣品有含杂质者。《矿物学大辞典》载之甚详，爰节录如此。

辰砂属辉闪矿类、闪矿类。成分为硫化汞（HgS），其含汞约86.2%，属六方系偏形四半面像晶族（轴率1：1.453）。常成块状，致密状，土状，或皮壳状，间成板状，或柱状，六角偏形四半面像之细小结晶，及透入双晶。光泽似金刚石，色红，往往为褐赤或铅黝，其含有有机物者，为近于黑色，条痕朱红，乃至褐红色，劈开依六角柱面不完全，性稍柔软，断口不平，体透明，乃至不透明。重屈折，强为正号 2.854+0.35，圆偏光甚强，约达石英之 15 倍，硬度 2 ～ 2.5，比重 8 ～ 8.2。在炊火上能完全挥散，发生毒烟，和 Na_2CO_3 烧之，则发散二氧化硫之臭气，热于闭口管中，发生黑色之升华物。以辰砂粉末用盐酸浸湿后，置于光洁之铜面上摩擦之，铜而遂变为银白色，遇硝酸能溶解，本矿之产出状态，列举其主要者于下。

①成独立之矿藏或矿脉状，或矿染物，或成角砾状之集合块，或在岩石中为眼球之分泌物，同伴者为自然水银、石英、黄铁矿、白铁矿、黄铜矿、辉锑矿、鸡冠石等。产见于各时代之水成岩石中（尤以在石灰岩中为多见），在英斑岩、粗面岩、蛇纹岩中，产量亦不少。

②附产于其他金属矿脉中者，特多见于菱铁矿脉等中。

③偶见于河沙中。

辰砂为汞之重要矿石，精制之，可为朱色料。

我国辰砂，以产于贵州省者为主，例如该省之省溪县、紫江县、安南县皆有重要之辰砂矿。次之，如四川酉阳土家族苗族自治县亦有重要之辰砂矿。以上各地之辰皆产在石灰岩中。

（2）银朱（Vermilion），为人工制成，体重质细之赤色粉末，一名猩红。

《纲目》载：性味辛温，有毒。

功效与主治：破积滞，劫痰涎，散结胸。（攻下）疔疥癣恶疮、杀虫及虱（直接杀菌），功同粉霜。

考本品为人工制成，兹将古今制法比列于后。

①古法：胡演丹药秘诀云，升炼银朱，用石亭脂（即石硫黄）二斤，新锅内溶化，次下水银一斤，炒作青砂头，炒不见星，研末，罐盛，石板盖住，铁线缚定，盐泥固济，大火煅之，待冷取出，贴缺罐者为银朱，贴口者为丹砂，今人多以黄丹及矾红杂之，其色黄暗，宜辨之，真者为之水华朱，每一斤水银，烧朱十四两一分，次朱三两五钱。

②今法：《自然科学辞典》中银朱与天然产之辰砂为同一成分。制法，混硫黄及水银，放入铁壶热之，使成黑色之硫化汞，强热之，则生红色之硫化汞，即银朱，性质为鲜明红色之重粉末，在空气中虽不变化，溶解于王水，则生升汞，又于苛性碱存在时，但溶解于硫化钠，作红色之颜料，而为重要之物。

一硫化汞制之方法，为通硫化氢于二价汞盐之溶液，则成黑色之沉淀而生，然使此沉淀升华，即成红色之结晶状，即所谓银朱，用于印泥。

《中华药典》载汞（Hg），本品可取含硫化高汞之矿石，升华制之。

化学用86%汞与14%硫，相混、加热，可得到苍黑之硫化汞。再隔绝空气，加热升华，便成红色，这就是化合物的硫化汞，能做颜料，叫作银朱。

化学汞间或有单独存在的，但主要的是和硫化合，产出于自然界中，它的主要矿石是辰砂。HgS的制法是把原矿辰砂，放在一种构造特殊的炉内，一面送入空气，一面加热，那么辰砂便分解为汞和二氧化硫，其方程式如下：

$$HgS+O_2=Hg+SO_2$$

倜按：大凡药物在化学原质上，能分解，能化合，这是完全符合化学法则，而是真理终结，有何疑义可言，兹考朱砂与银朱为同一化学成分之物，且能以自然产生含硫化汞之朱砂，分析为汞及二氧化硫，能以汞和硫化合为人工制成之银朱，在化学原则已精密符合，而于临床疗效则功用不同。一作无毒，一谓有毒，实为吾人触起研究之重要动机，发觉其中相沿颇久之错误数点，更读到丘晨波先生的《中药无机化学》说：“中国炼丹方士，常做这样的实验，将水银放在丹灶上烧，不久水银渐渐变成红色的粉末，这就是辰砂。化学上叫作氧化汞。水银烧了，能够有这样的变化，炼丹士以为是和空气中的一种元素化合了。中国的炼丹士并且知道这种元素能够和各种金属、硫黄、炭等起作用，并且知道这种元素可以变成水，这只是今天我们叫作氧的东西，这是在一千二百年前汉朝的事，那时是在第八世纪。”丘先生这一段学理，主要是说明水银放在丹灶内烧，便会变成红色的粉末，而且是一千二百余年前第八世纪的事。表扬着那时的炼丹方士，即能知道一千二百年后的科学真理，这是完全正确的，但是“这就是辰砂”这句话是错了，化学上说：汞在空气中，常温时不发生变化。长时间加热，使氧化而成赤色的氧化汞，因知单用水银，烧成红色的粉末，是氧化汞，其中是没有硫的成分，必须与硫结合，才符合辰砂的成分。在化学上，有世界最著名的法国大化学家拉发西埃，于1777年，曾做了1次烧汞的实验，由拉氏的实验知道把汞放在空气中加热，汞就和空气里的氧，发生化学变化，而生成三仙丹。三仙丹受强热后，又发生化学变化，而放出氧，仍成为汞。这样看来，三仙丹确是氧化汞，而银朱是硫化汞，在化学成分上截然不同，与丘先生的说法是有矛盾的，是有进出的。“这就是辰砂”的错误有二：第一是成分问题，已如上述。第二是名称关系，辰砂是天然产的硫化汞，因为它的产地是辰州，所以叫辰砂，这是它专用的名称。如果以人工制成的，当然不得称为辰砂，也不得称为丹砂，在字义上虽然丹、朱，均指红色而言。但以人工产者及天然产者，咸称丹砂，则含混不清，叫作银朱非常正确。银是指元素汞（水银）而言，朱是指颜色而言。不过，第二点的错误，丘先生可以不负责任，因为丘先生也是因袭而来的。《自然科学辞典》谓一硫化汞即天然辰砂及银朱，《矿物学大辞典》不也是这样记载吗？“银朱见辰砂条”。而在辰砂条中，则谓“辰砂为汞之重要矿石，精制之，可为朱色料”。朱砂条谓“辰砂之俗称也”。我们读了上面的三段记载，可以很清楚地知道矿物学的著者和自然科学的编者是将辰砂与银朱混为一物，他的唯一根据当然是两物的化学成分完全相同。在科学立场，就谈不到是错误，如进一步研究自然化合与人工制成，或许成为问题吧？所谓精制之，可为朱色料的说法，是符合事实。我国丹青家所用的颜料朱砂、朱漂均为红色重要品，精制之，是指天然产辰砂乳细水飞而言，不是指人工制成之银砂而言。将银砂混为朱砂，该著者应当负起错误的责任，不过我们研究的重心，是因为朱砂与银朱的成分完全相同，而作用不同，其故安在，这是亟欲明白的一点。

姑先从中西药物文献，研究它的有毒、无毒问题。

硫化汞在《中华药典》上已经找不到这一味药，当然因为是西欧已不采用此物作内服或外用。所以我们中华编订药典时，也就不必列入了，这种作风，笔者是无意批评，留待医药学家评定罢！但是在整理中药、改进中药之际，就有了研讨它的必要。缘朱砂为吾人日常习用之品，如朱衣茯神、朱衣灯心、朱衣莲子心、朱衣等。全国中医师一日所用之量，统计起来，确实可观，即民间亦具有此种常识，用作安神镇痉。《本草》固已载明无毒，在应用时亦少闻有中毒之例，用大量或久服，成蓄积作用，可以中毒，临床应用于失眠症，每获良效。而银朱则鲜用内服，在文献亦悬为例禁，载明有毒。如《医学大辞典》特载银朱毒条，注："误食银朱中毒者，宜取荠菜水温服。杂论：此物为杀虫治疮之品，与粉霜同功，然性燥烈，能烂龈挛筋，不宜轻服。"粉霜即轻粉，为化学之气化汞。民间有治梅毒之五虎下西川方，其中即用轻粉、银朱类疗剂，余往往见服此等药后之患者，确呈龈烂挛筋以及梅毒入骨等中毒症状，可资佐证。

吾人早知汞为有毒之物，何以内含汞质之重要矿石辰砂，而谓为无毒，施用临床亦未见中毒，此为疑问之一。

银朱中药文献定为有毒，临床观察，事实昭然，其成分即同于朱砂，何以有如许之别，此为疑问之二。

古代炼丹之士，往往有服食丹砂中毒而死者，此丹砂系指辰砂，抑指银朱，此为疑问之三。

若谓古人不知辰砂与银朱成分相同，何以能知用硫黄、水银升炼即成丹砂（丹药秘诀云贴口者为丹砂），此为疑问之四。

若谓古人已知银砂与朱砂相同，何以一味无毒，一味有毒，且在实验无误，此为疑问之五。

据拙见有如下推测，试作假定：

①在原质上，一为天然产品，一为人工制成，大体虽认为同具硫化汞成分，但一细考其人工制法中，有通硫化氢于二价汞盐之溶液，则成黑色之沉淀，使其沉淀升华，则成红色之结晶，考硫化氢为气体，可与金属盐类作用，而生成硫化物，视其与何种金属作用，而现何种颜色，如与汞类金属作用，便成黑色。例如银器，时间放得较久，即变黑色。就

是空气中含有少量硫化氢的缘故，若将硫化氢溶解于水，即为氢硫酸，露置空气中所含之氢，与氧化合而为水，使硫沉淀析出，可知天然产者，无硫氢先相结合，再溶于汞盐溶液之经过，然后升华始成红色硫化汞。即可推知天然产者，终与人工成者有别，更考硫化氢为使一硫化铁，作用稀盐酸，或硫酸而制之。可以反证辰砂在天然矿中，无此结合，汞仍为原子，非二氧化汞可比，则大体公认之相同成分，似有作进一步之研讨必要，此为原则性之差异。

②在学理上，根据前条理由，即知天然产者毒性小，人工制成者毒性大。说明如次：可能天然产辰砂，除硫汞外，尚有其他成分，而中和其他毒性，故小；人工制者，有通硫化氢于二价汞盐溶液。此时为硫、氢、汞、氯、氧五种元素相混，而使硫与汞化合，氢、氧、氯化合。因硫汞二物为矿物质，则体重；氢、氧、氯为气体，而体轻，硫汞结合，故生成黑色沉淀。将此沉淀，加热升华，而成为红色硫化汞，不过在罐内升华之时，依据化学原则，硫、汞、氢、氧、氯均可上升为气体。然在升华规律，直接成为气体者，冷却则又直接成为固体，如封固之罐，不使气体外泄，待冷透后取出结晶物，岂非上升之元素，咸相结合而成一化合物耶？

③汞、硫，无论中西医药文献，均为有毒，而辰砂恰是硫化汞，焉得谓其无毒。但此点在化学方面，有一比证，即氯、钠二种元素，均为有毒，而氯化钠之食盐，则为无毒。食盐来自岩盐，则仍为天然矿产物，与天然产辰砂同义，有非人工以硫汞化合之银朱可比，此二条为化学成分结合之差异。

④在观察上，朱砂与银朱比重不同（朱砂重于银朱），此其一。朱砂为矿产角砾状之集合块，银朱则为细质之粉末，此其二。朱砂为褐赤色，如研细水飞，则为沉重之正

赤色，银朱为艳红色，此其三。此为比重、形态、色泽之差异。

⑤古人确知朱砂含有汞硫，而能以汞硫化合物为银朱，因而定名各别，更从实验得知，演述其一为有毒，一为无毒，遂摈银朱不作内服，而乐于采用朱砂为内服药也。

⑥古代丹士，服食丹砂、灵砂中毒而死者，均系取用人工制者，是中毒症，可以断想。《中药本草》指银朱为有毒，或即根据此点。

以上所举假定论说，固不足作朱砂与银朱之真理判定，仅以提供海内药化学家之研讨，赐予化学上进一步之真理，以充本品之肯定论断，不胜祈祷！

年谱

1905～1912年　江苏如皋马塘镇邓氏私塾读书
1913～1916年　在家自学中医药
1917～1920年　马塘大德生药号半工半读
1921～1923年　受聘马塘济生会设案开诊
1924～1946年　马塘镇王家院自设诊所行医
1947～1954年　迁江苏省南通市寺德二号自设诊所行医，其中1947～1949年兼任南通中医专科学校讲师，1949年任南通市医学研究会理事、中医学研究委员会副主任。1950年当选南通市人民代表会议代表，任南通市卫生建设委员会主任、市居民工作委员会委员。1951年在南通市中医进修学校进修一年，第一批获卫生部颁发的中医证书。同时，兼任市卫生委员会委员、城中区卫生委员会副主任、南通市中医师工会委员。1952年任南通市城中区民主建设筹备委员会委员，被市政府评为医务卫生工作者模范。1953年任南通市医师登记审查委员会委员、市民夜校委员会委员兼教师，当选市卫生工作者协会副主任。1954年任南通市国药整理委员会委员、中华医学会南通分会学术交流委员会委员

1954～1955年　应江苏省卫生厅诚聘，到南京参加创建省中医院工作，任中医师。

1955～1958年　江苏省中医进修学校任教。先后独立开设“祖国医学史”“方药”“各家学说”等多门课程，并自编教材。其自编教材“祖国医学史讲义”是新中国成立后全国第一部较为完整的医学史讲义。1956年加入中国共产党。1958年作为江苏省科技工作者的代表出席了全国科技大会，受到党和国家领导人的亲切接见

1959～1965年　先后担任南京中医学院医史、各家学说、中药、方剂、金匮等教研组组长和药物研究室主任。同时任院教材编写组成员，负责全校教材的编写和教学大纲的制定。主持编写了全国中医院校第一版《方剂学》教材，主编了厦门大学函授教材《方剂讲义》，参加了《中医学概论》等书的编写和审定工作。任南京市专家会诊小组成员

1970～1977年　江苏新医学院中西医结合研究室任中医顾

	问，同时参加省中医院和双闸医院的门诊工作
1978～1987年	南京中医学院文献研究所副教授、教授，并担任硕士研究生指导工作
1988年	退休
1989年	去世

附　录

1. 周筱斋先生手迹

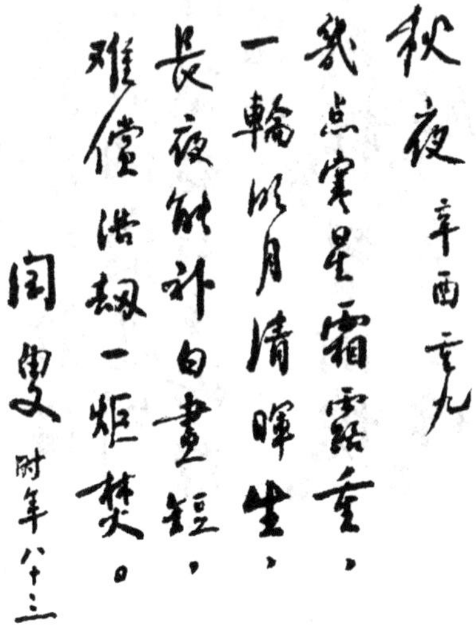

秋夜　辛酉重九

几点寒星霜露重，
一輪明月清暉生，
長夜能补白晝短，
难償浩劫一炬焚。

周叟　时年八十三

周筱斋方笺

马惠

007809

孙先生　一月十九日诊

肠痈居然游行至外肾囊有

虑岌颇历三日而不能復位体温

不及常度呕吐不能纳谷甚则

呃逆势颇恶化除嘱施行手术疗

法姑从请求予以温化

党参 三钱　安南桂 一分　制附块 四钱

台乌药 一钱　升麻 一分　炙甘草 四钱

姜半夏 三钱　炒冬术 一钱

炮姜炭 一分

周筱斋方笺

马惠

孙先生　　一月二十日诊

腸已止後大便通行矣氣鳴響嘔
吐亦止體溫亦升納穀亦增外以胃
囊表已得濡輭呃逆亦瘥痞熱大退
切須靜以將息

潞黨參三　炙黃芪　炒穀芽三
條升麻分　炙甘草分
炒大豆卷三　炒冬术
橘核三　桂圓肉五枚

周筱齋方牋

考試院檢覈及格中醫師

袁樞　十二月十一日診

腦神經失常，劇作時知覺消失，口角流涎，痙厥不省人事，醒後周體痹楚，目定視線減弱，苔白，脉滑而弦。症屬癇，癇之作當圖速愈，先予滌痰寧神之劑，續商丸方

川鬱金钱　製南星钱　雲茯苓钱

硃衣宋半夏钱　淅貝母钱

九節石菖蒲分　遠志肉钱

炒瓜蔞皮钱　靈磁石煅钱

飛硃砂分冲服

診所：南通城內寺街一號

2. 缅怀亲爱的父亲周筱斋教授

亲爱的父亲周筱斋，因年迈体衰，久病不愈，与世长辞了。我们沉浸在无比悲痛之中！父亲虽然永远地离开了我们，但他的音容笑貌，仍时常浮现在我们眼前，他的奋发精神，仍然激励着我们不断前进。

先父一生追求真理，耿直不阿，有鲜明的是非观和强烈的正义感。他在旧社会生活了大半辈子，从新旧社会的对比中，深切地感受到中国共产党的英明伟大。因此，他很早就提出了入党要求，并为此而努力锻炼自己，于1956年得遂初衷。入党几十年中，他对共产主义的信仰，对党的忠诚，从未有过动摇和怀疑，身体力行地认真履行党员义务和职责。

先父一生忠于中医事业，有强烈的献身精神和执着的事业心。20世纪30年代，为反对国民党取缔中医的阴谋，他参加了中医界的请愿呼吁，坚决反对民族虚无主义的逆流；20世纪50年代，为抵制种种否定中医的歪风，他仗义执言，据理力争，并在《中医杂志》上发表了《对祖国医学的认识问题》的长篇论文，为维护党的中医政策，表现了敢说、敢为、敢当的气概。1954年应聘来宁后，他积极投身于中医事业。尔后又服从工作需要，由熟谙的临床岗位转向他认为对中医发展更有意义的中医高等教育事业，参加了江苏省中医进修学校和南京中医学院的筹建工作。先后组建了医史、方药、金匮、各家学说等教研室，主持编写了《祖国医学发展史》、第一版《方剂学讲义》和《中医学概论》等高等中医教材，同时还开设了多门课程，为中医高等教育事业的开拓和发展，呕心沥血，辛勤耕耘，作出了显著的贡献。“文革”

后，虽已耄耋之年，却以“老骥”之心，写出了数十篇总结性论著和手稿，直到弥留之际，还念叨着为提高中医教育质量献计献策。

先父的一生，勤奋好学，刻苦钻研，学验俱丰。他常言：治学的过程是始于约——进于博——终于由博返约，达到“炉火纯青”犹不可以为峰极。父亲一生临诊70个春秋，擅长内科，兼事妇儿科，尝以“治外感如将，治内伤如相”为训。他早年行医家乡，历经多次疾病流行，治愈者甚众，因而享誉乡里，积累了对天花、麻疹、疟疾、登革热、伤寒、霍乱等多种急重病的治疗经验，撰有“疫疟研究及治疗报告”“痢疾证写实”等实践性强的学术论文多篇。来宁后又悉心研究慢性杂病。他认为：慢性久病，复杂多端，可能有10种或8种病丛集于一人之身，五脏皆伤，施治应防顾此失彼，要善于分析当前以何病证为主，抓住主要矛盾，方有端绪。组方用药轻灵平稳，精而不杂，在平淡中寓有至理。治病重在调整人体阴阳，强调维护脾胃运纳之机，尤能注意滋养胃阴，以助后天生化之源。父亲认为，方药是中医学理论联系实际的枢纽，他总结出“识方、用方、制方”的三个阶段。至于识方的深切、用方的熨帖、制方的精当，又须不断求进，期于纯熟。父亲曾在治疗温疫病的实践中，创立了“青蒿白薇汤”“清宣解疫汤”“温脾饮”等有效的方剂。另外还创制了“谷玫四陈煎”“四物二丹丸”等慢性病之调理方。

先父一生重德轻利，严于律己，遵守高尚的职业道德。临证时，热情负责、尽心竭力、一丝不苟地对待每一个患者，不论贫富贵贱，不分亲疏远近，均能一视同仁，从不计较报酬。有时，一些患者为感谢愈病之劳，送点礼品，他都一一婉言谢绝。

先父辞世了，永远永远地离开我们了。但是，他对我们从小的严格要求，正派做人的教育，他对党的忠诚信念，他对中医事业坚定的责任心，他的严谨求实的治学精神，他全心全意为人民服务的品德，给我们留下了良好的道德风范和巨大的精神财富。我们将秉承庭训，以振兴中医的实际行动，寄托哀思，告慰先父之灵。